De la Recherche Oncologique à l'Innovation Thérapeutique

From Research in Oncology to Therapeutic Innovations

Colloques INSERM
ISSN 0768-3154

Other *Colloques* published as co-editions by John Libbey Eurotext and INSERM

133 Cardiovascular and Respiratory Physiology in the Fetus and Neonate. *Physiologie Cardiovasculaire et Respiratoire du Fœtus et du Nouveau-né.*
Scientific Committee : P. Karlberg,
A. Minkowski, W. Oh and L. Stern;
Managing Editor : M. Monset-Couchard.
ISBN : John Libbey Eurotext 0 86196 086 6
INSERM 2 85598 282 0

134 Porphyrins and Porphyrias. *Porphyrines et Porphyries.*
Edited by Y. Nordmann.
ISBN : John Libbey Eurotext 0 86196 087 4
INSERM 2 85598 281 2

137 Neo-Adjuvant Chemotherapy. *Chimiothérapie Néo-Adjuvante.*
Edited by C. Jacquillat, M. Weil and D. Khayat.
ISBN : John Libbey Eurotext 0 86196 077 7
INSERM 2 85598 283 7

139 Hormones and Cell Regulation (10th European Symposium). *Hormones et Régulation Cellulaire (10ᵉ Symposium Européen).*
Edited by J. Nunez, J.E. Dumont and R.J.B. King.
ISBN : John Libbey Eurotext 0 86196 084 X
INSERM 2 85598 284 7

147 Modern Trends in Aging Research. *Nouvelles Perspectives de la Recherche sur le Vieillissement.*
Edited by Y. Courtois, B. Faucheux, B. Forette, D.L. Knook and J.A. Tréton.
ISBN : John Libbey Eurotext 0 86196 103 X
INSERM 2 85598 309 6

149 Binding Proteins of Steroid Hormones. *Protéines de liaison des Hormones Stéroïdes.*
Edited by M.G. Forest and M. Pugeat.
ISBN : John Libbey Eurotext 0 86196 125 0
INSERM 2 85598 310 X

151 Control and Management of Parturition. *La Maîtrise de la Parturition.*
Edited by C. Sureau, P. Blot, D. Cabrol, F. Cavaillé and G. Germain.
ISBN : John Libbey Eurotext 0 86196 096 3
INSERM 2 85598 311 8

Suite page 111
(Continued p. 111)

De la Recherche Oncologique à l'Innovation Thérapeutique

From Research in Oncology to Therapeutic Innovations

Compte rendu de la Journée Recherche qui s'est tenue à Paris, le 27 avril 1993, dans le cadre d'Eurocancer et sous le patronage de l'INSERM

Proceedings of the Workshop held at Eurocancer, Paris, April 27, 1993

Sponsored by the Institut National de la Santé et de la Recherche Médicale (INSERM)

Edité par

Pierre Tambourin
Michel Boiron

LES EDITIONS INSERM

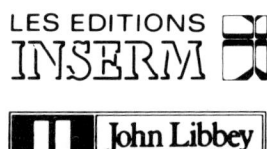

British Library Cataloguing in Publication Data
A catalogue record for this book
is available from the British Library

ISBN 2-7420-0016-X
ISSN 0768-3154

First published in 1993 by

Editions John Libbey Eurotext
6 rue Blanche, 92120 Montrouge, France. (33) (1) 47 35 85 52
ISBN 2-7420-0016-X

John Libbey and Company Ltd
13 Smiths Yard, Summerley Street, London SW18 4HR,
England.
(44) (81) 947 27 77

Institut National de la Santé et de la Recherche Médicale
101 rue de Tolbiac, 75654 Paris Cedex 13, France.
(33) (1) 44 23 60 00
ISBN 2-85598-542-0

ISSN 0768-3154

© 1993 Colloques INSERM/John Libbey Eurotext Ltd,
All rights reserved
Unauthorized publication contravenes applicable laws

Avant-propos

Le titre général de ce volume, «De la Recherche Oncologique à l'Innovation Thérapeutique», souligne bien la démarche qui a inspiré cette «Journée Recherche» d'EUROCANCER 93. Alors que des progrès véritablement impressionnants ont été acquis récemment dans le domaine de la recherche sur la cellule normale et néoplasique, qu'il s'agisse des oncogènes, des gènes suppresseurs de tumeurs, des marqueurs du trafic intracellulaire, des facteurs de croissance et de différenciation et de leurs récepteurs, des antigènes tumoraux, de la résistance multidrogue, du transfert de gènes dans les cellules somatiques, la thérapeutique de base des cancers ne semble pas avoir changé depuis plusieurs décennies et reste à base de chirurgie et de thérapeutiques cytotoxiques (radiations et chimiothérapie).

Il y a là un paradoxe étonnant, qui recouvre, en fait, une réalité tout en changements. En effet, les transferts technologiques se font actuellement de plus en plus souvent de la recherche fondamentale vers l'innovation thérapeutique, à tel point que l'on peut imaginer que la thérapeutique du cancer, dans dix ou quinze ans, sera très différente de celle d'aujourd'hui. La caractérisation de certains antigènes tumoraux mènera à l'immunothérapie spécifique des cancers. Le contrôle de l'expression génique par antisens ou ribozymes permettra de bloquer sélectivement une information spécifique de la cellule cancéreuse. Les oncogènes mutés seront des cibles pour la thérapeutique. On s'attaquera aux troubles de la différenciation par des agents «rediférenciants» tels que la vitamine D3 et les acides rétinoïques. On modulera, et même on inversera la résistance multidrogue. Le transfert de gènes permettra de renforcer l'immunothérapie anticancer non spécifique et spécifique. La chimio- et la radioprotection s'ouvriront à des horizons nouveaux. Les anticorps monoclonaux humains seront promis à un grand avenir dans le domaine diagnostique et thérapeutique.

Peu de domaines évoluent actuellement aussi vite que la cancérologie, et les textes qui vont suivre en donnent une illustration tout à fait frappante.

Je remercie les médecins et les chercheurs qui ont bien voulu collaborer à la rédaction de ce volume, Pierre Tambourin qui assure, depuis sa création, l'organisation et la présidence de cette Journée Recherche d'EUROCANCER, ainsi que Marie-Claude Guédes, à qui EUROCANCER doit tant.

Michel Boiron

Liste des auteurs
List of authors

Atassi G., Division de Cancérologie Expérimentale, Institut de Recherche Servier, 11, rue des Moulineaux, 92150 Suresnes, France

Banchereau Jacques, Laboratoire de Recherches Immunologiques - Schering-Plough, Centre de Recherche, 27, Chemin des Peupliers, B.P. 11, 69571 Dardilly Cedex, France

Boon Thierry, Institut Ludwig pour la Recherche sur le Cancer, Avenue Hippocrate 74, UCL 7459, B-1200 Bruxelles, Belgique

Costa Alberto, European School of Oncology, Via G. Venezian, 18, 20133 Milan, Italie

Degos Laurent, INSERM U 93, Institut d'Hématologie, Hôpital Saint-Louis, 1, avenue Claude-Vellefaux, 75010 Paris, France

De Thé Hugues, UPR n° A0043 du CNRS, Institut d'Hématologie, Hôpital Saint-Louis, 1, avenue Claude-Vellefaux, 75010 Paris, France

Lemoine Nicholas R., Molecular Pathology Laboratory, Imperial Cancer Research Fund, ICRF Oncology Group, Cyclotron Building, Hammersmith Hospital, Du Cane Road, London W12 0NN, United Kingdom

Lobbezoo M.W., EORTC New Drug Development Office, Free University Hospital, De Boelelaan 1117, 1081 HV Amsterdam, The Netherlands

Marty Michel, Service d'Oncologie Médicale, Hôpital Saint-Louis, 1, avenue Claude-Vellefaux, 75010 Paris, France

Velu Thierry, Unité d'Oncologie Moléculaire (Bât. C), Centre de Génétique, Campus Erasme, 808, route de Lennik, 1070 Bruxelles, Belgique

Yaniv Moshe, Unité des Virus Oncogènes, UA 1644 du CNRS, Institut Pasteur, 25, rue Docteur Roux, 75724 Paris Cedex 15, France

Sommaire
Contents

V   Avant-propos
Foreword

VII   Liste des auteurs
List of authors

1   **T. Boon, P. van der Bruggen, B. van den Eynde, C. Traversari, B. Lethé, A. van Pel, F. Brasseur, E. De Plaen, P. Chomez, P.G. Coulie**
Genes coding for tumor rejection antigens
Génétique des antigènes de rejet tumoral

13   **M. Yaniv**
Contrôle transcriptionnel et oncogenèse
Transcriptional control and oncogenesis

25   **N.R. Lemoine**
Mutant oncogenes: targets for therapy
Oncogènes mutants : cibles pour la thérapeutique

33   **L. Degos**
Traitement par l'acide tout-trans rétinoïque dans la leucémie aiguë promyélocytaire : résultats cliniques et comportements cellulaires
Treatment of acute promyelocytic leukemia with all-trans retinoic acid : clinical results and cellular behaviour

41   **H. de Thé, A. Dejean**
Génétique moléculaire des leucémies aiguës promyélocytaires : la translocation t(15, 17)
Molecular genetics of acute promyelocytic leukemias : the t(15, 17) translocation

49 M.W. Lobbezoo, H.R. Hendriks, G.G. Giaccone, P. Workman
New cytotoxic compounds and new anticancer drug targets
Nouveaux agents cytotoxiques et nouvelles cibles d'action thérapeutique

61 A. Costa
Chemoprevention of cancer: experimental and clinical aspects
Chimioprévention des cancers : aspects expérimentaux et cliniques

69 G. Atassi
Modulation de la résistance multidrogue associée à la P-glycoprotéine des cellules tumorales
Modulation of multidrug resistance associated with cancer cells P-glycoprotein

79 J.M. Extra, S. Giacchetti, M. Espié, F. Calvo, M. Marty
Chimio- et radioprotecteurs
Chemo-radioprotective agents

91 C. Gérard, C. Bruyns, T. Velu
Gene therapy for cancer
Thérapie génique des cancers

103 J. Banchereau
Anticorps monoclonaux humains
Human monoclonal antibodies

Genes coding for tumor rejection antigens

T. Boon[1,2], P. van der Bruggen[1,2], B. van den Eynde[1,2], C. Traversari[3], B. Lethé[1,2], A. van Pel[1,2], F. Brasseur[4], E. De Plaen[1,2], P. Chomez[1,2] and P.G. Coulie[1,2]

[1] *Ludwig Institute for Cancer Research, Brussels Branch, 74, avenue Hippocrate - UCL 74.59, B-1200 Brussels, Belgium, and* [2] *Cellular Genetics Unit, Catholic University of Louvain, B-1200 Brussels, Belgium;* [3] *Istituto scientifico H.S. Raffaele Dipartimento ematologia, via Olgettina 60, 20132 Milano, Italia;* [4] *Supported by the Caisse générale d'Epargne et de Retraite (CGER), Brussels, Belgium*

RESUME

Nous avons identifié la nature moléculaire d'antigènes reconnus par des lymphocytes T cytolytiques sur une tumeur de souris et sur un mélanome humain. Ces antigènes pourraient induire le rejet de la tumeur. Il résulte de ces travaux la notion que ce type d'antigène peut être partagé par un grand nombre de tumeurs. Ceci peut avoir des conséquences importantes pour l'immunothérapie du cancer: il est en effet possible d'identifier les patients dont la tumeur exprime un antigène défini sur la base de l'expression du gène codant pour cet antigène. Ces patients pourraient dès lors recevoir un traitement d'immunotherapie dirigé spécifiquement contre le ou les antigènes présents sur leur tumeur.

1. INTRODUCTION

Specific immunotherapy has the objective to provoke protective immunity against cancer cells by immunization against cancer antigens. We have pursued this last approach for many years first with experimental tumor systems in mice and then with human tumors. We are beginning to define at the molecular level the antigenic targets for cytolytic T lymphocytes (CTL).

Most mouse tumors express antigens that constitute potential targets for rejection responses in syngeneic hosts [Prehn & Main, 1957; Klein & al., 1960; Van Pel & al., 1983; Fearon & al., 1988]. Against some of these tumors, highly active and specific CTL can be derived from immunized animals by restimulation in vitro with tumor cells [Brunner & al., 1980; Boon & al.; 1980; Melief 1992]. That the antigens recognized by these CTL in vitro can be effective tumor-rejection antigens in vivo is indicated by the finding that tumor cells that had escaped immune rejection in vivo were found to be resistant to the anti-tumor CTL [Uyttenhove & al., 1983].

During these last years, considerable improvements were made in our understanding of the processing and presentation of antigens for recognition by CTL (reviewed in [Murray & McMichael, 1992]). The most significant of these findings for tumor immunology was the demonstration that CTL recognize peptide fragments of intracellular proteins presented at the cell surface in association with MHC class I determinants [Townsend & al., 1985].

2. ANTIGENS DERIVED FROM STRUCTURALLY ABNORMAL PROTEINS

New antigens recognized on mouse tumor cells by syngeneic CTL can arise as a result of point mutations. Such mutations were observed in the genome of antigenic variants ("tum- variants") obtained by mutagenic treatment of mouse P815 tumor cells. Three unrelated mutated genes coding for three different tum- antigens have been identified [De Plaen & al., 1988; Sibille & al., 1990; Szikora & al., 1990]. They are produced by point mutations occurring in ubiquitously expressed genes. Single amino acid substitutions result in the expression of new antigenic peptides at the surface of the cell (Fig.1). Peptides from the mutated protein may acquire the ability to bind to MHC class I presenting molecules or may generate a new epitope recognized by T cells.

Mutations in any gene can thus result in the presentation of new antigens at the surface of the cells. The mutational mechanism for the generation of new antigens would be expected to produce a vast array of different antigens, since every gene that is expressed constitutes a potential target. The same could be true for mutated oncogenes. In this regard, it is interesting that point mutated ras genes have recently been shown to produce specific peptides recognized by T lymphocytes [Jung & Schluesner, 1991; Peace & al., 1991]. If peptides encoded by such mutated regions were immunogenic, potential new antigenic determinants would be limited in number and would be shared by all tumors with the same activating ras mutation.

3. AN ANTIGEN RESULTING FROM THE ABNORMAL EXPRESSION OF A NORMAL PROTEIN

The origin of a mouse tumor rejection antigen has been elucidated. This is antigen P815A, which is recognized on mouse tumor P815 by syngeneic CTL. The encoding gene is not expressed in normal mouse tissues, but it is expressed at a high level in tumor P815, so that an antigenic peptide is produced that binds to the MHC class I molecule (Fig.1) [Van den Eynde & al., 1991; Lethé & al., 1992]. The gene is activated in several mastocytoma tumors, but not in normal mast cells. The analysis of mastocytoma tumors selected from mast cell lines suggests that the activation of gene P1A is often but not always linked to the tumoral transformation (Van den Eynde and Moroni, unpublished observations).

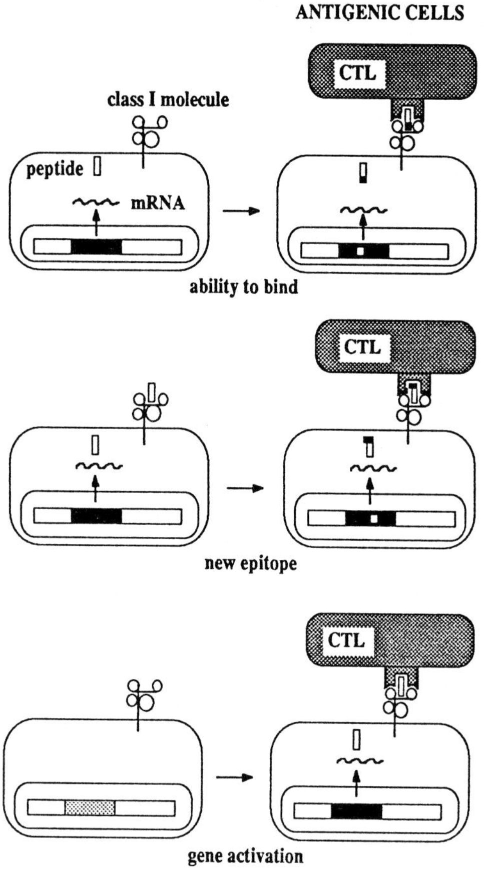

Figure 1. Genetic processes underlying the production of new antigenic peptides.

In the two first cases, the genes encoding the antigenic peptides are transcribed and translated in the tumor cells whether they express the antigens or not. Mutations can produce two effects. First, the peptide encoded by the normal gene is unable to associate with the class I molecule, the mutation enables the peptide to bind and the complex to be recognized by the CTL. Second, the peptide encoded by the normal gene is already able to bind to its presenting molecule. Presumably, the CTL directed against this peptide have been deleted or inactivated by the process of natural tolerance. The amino-acid change produced by the mutation generates a new epitope which will be recognized by new CTLs. Very different is the situation for one of the tumor rejection antigens present on the original tumor line P815. The sequence of the gene encoding antigen P1A is identical to the gene isolated from normal kidney cells. The antigenicity is therefore not the result of a mutation in the tumoral gene. The presentation of a new peptide at the surface of the cell results simply from the expression by tumor cells of a gene which is silent in normal adult tissues.

4. ANTIGENS RECOGNIZED ON A HUMAN MELANOMA BY CYTOLYTIC T LYMPHOCYTES

For human neoplasms, several groups observed that when blood lymphocytes of a patient are cultured in the presence of tumor cells of the same patient, these mixed lymphocyte-tumor cell cultures (MLTC) frequently generate responder lymphocytes that lyse the autologous tumor cells (Fig.2). These anti-tumor CTL show specificity in so far as they do not lyse targets of natural killer cells and autologous control cells such as fibroblasts or EBV-transformed B lymphocytes. This response has been particularly well studied for melanomas and MLTC have been carried out either with peripheral blood cells or with tumor infiltrating lymphocytes [Knuth & al., 1984; Mukherji & McAlister, 1983; Hérin & al., 1987; Topalian & al., 1989]. From MLTC responder cells, it has been possible to derive stable CTL clones that appear to be specific for the tumor cells [Mukherji & al., 1983; Hérin & al., 1987; Knuth & al., 1989]. The antigens recognized on tumor cells by these autologous CTL do not appear to represent a culture artefact since they are found on fresh tumor cells also [Topalian & al., 1989; Degiovanni & al., 1990].

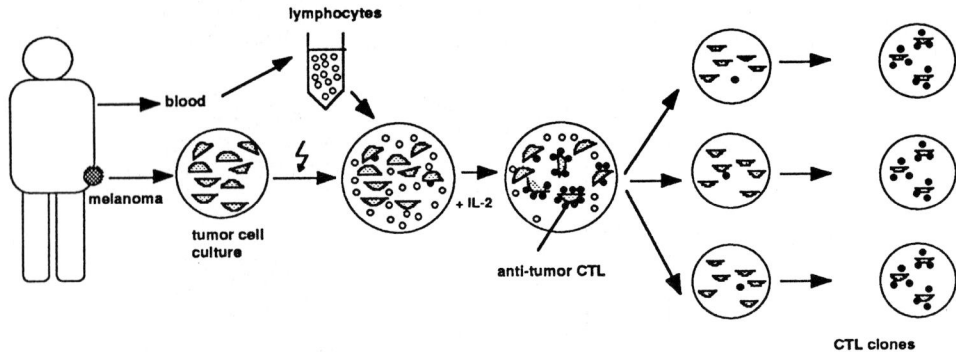

Figure 2. Generation of human anti-tumor cytolytic T lymphocytes
From surgical tumor samples that are placed in appropriate culture medium, it is sometimes possible to obtain a culture of tumor cells that multiply indefinitely. When such a tumor cell line is available, blood lymphocytes of the same patient can be cultured in the presence of irradiated tumor cells and of appropriate growth factors. After a few weeks, such cultures often generate cytolytic T lymphocytes that lyse the tumor cells and do not lyse normal cells of the patient such as fibroblasts. Then, we can clone this T cell population and permanent CTL clones can be generated.

5 PRESENCE ON A HUMAN MELANOMA OF MULTIPLE ANTIGENS.

Using melanoma cell line MZ2-MEL derived from patient MZ2, we obtained a panel of autologous anti-tumor CTL clones . Using these CTL clones, we carried out a systematic analysis of the antigens recognized on this human melanoma line . By selecting clonal sublines of MZ2-MEL that are not killed by these CTL clones, we obtained antigen-loss variants that were resistant to subsets of the CTL clones. Their pattern of resistance to the CTL clones demonstrated the presence of at least six different antigens on MZ2-MEL [Van den Eynde & al., 1989] (Fig.3).

6 GENE MAGE-1.

The identification of the antigens recognized on human tumors by autologous CTL is essential to ascertain their potential role in promoting tumor rejection in vivo. However, it is difficult to evaluate to what extent the antigens recognized on tumors by human autologous CTL can be relevant for tumor rejection without a detailed knowledge of their specificity and of the genetic process by which they arise.

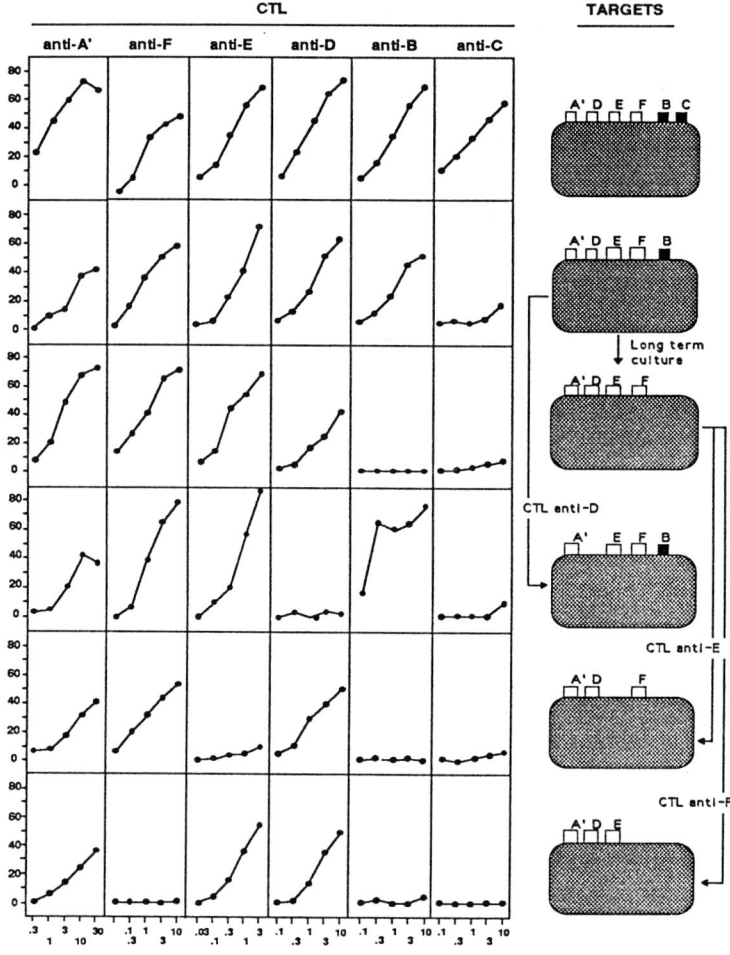

Figure 3. Cytolytic activity of autologous CTL clones directed against six distinct antigens present on melanoma MZ-2 clonal sublines. The upper two cell types were found in the original tumor cell population. The antigen-loss variants were obtained either spontaneously after long term culture or selected for their resistance to the lysis by the selecting CTL clone.

We set out to identify the gene coding for one of these antigens named MZ2-E, by extending an approach that had previously ensured the isolation of genes coding for antigens recognized by CTL on mouse tumors [De Plaen & al., 1989]. This approach is based on the transfection of cosmid libraries prepared with DNA of cells that express the relevant antigen. Transfectants expressing the antigen are identified by their ability to stimulate the appropriate CTL (Fig. 4). This led to the isolation of gene MAGE-1 which directs the expression of antigen MZ2-E [Traversari & al., 1992; van der Bruggen & al., 1991]. The gene was

found to be deleted in the antigen-loss variant. Gene MAGE-1 comprises three exons. A large open reading frame is entirely contained in the third exon. The sequence of the gene found in normal cells of the patient appears to be identical to that found in the melanoma cells.
We also found that gene MAGE-1 belongs to a family of at least eleven closely related genes, all of them being located on chromosome X (E. De Plaen, in preparation). Only gene MAGE-1 is responsible for the expression of antigen MZ2-E.

The expression of gene MAGE-1 cannot be ascertained by Northern blotting and hybridization because probes cross-hybridize with all the other MAGE genes. But specific PCR (polymerase chain reaction) primers have been developed that distinguish different MAGE genes and that also distinguish mRNA from the genomic sequence because these primers are located in different exons.

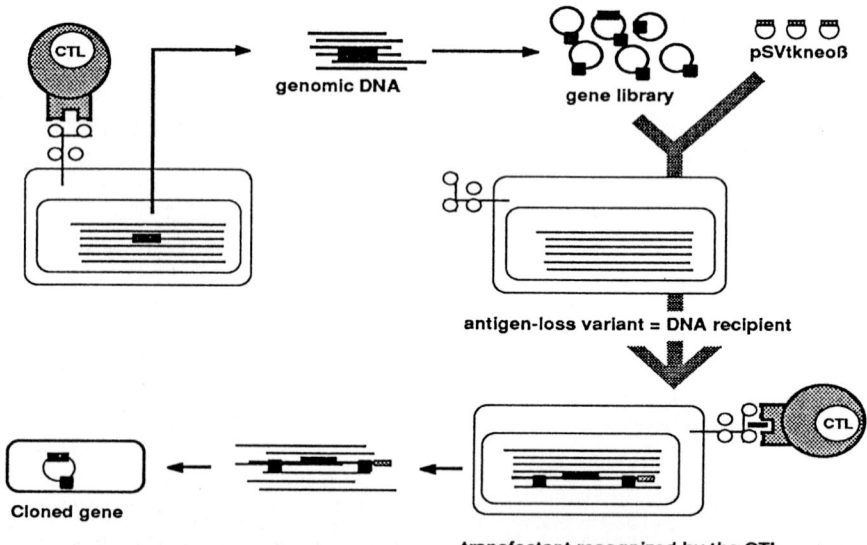

Figure 4. Isolation of gene MAGE-1 encoding antigen MZ2-E.
The genetic material of a subline expressing antigen MZ2-E (E) was collected. DNA fragments were joined to bacterial DNA. Such a collection of genetic constructs is called a gene library and can be indefinitely amplified in bacteria so as to obtain larger amounts of DNA. The entire genetic material is represented in a library of about 120,000 constructs, one of which contained gene MAGE-1. DNA of this library and DNA from a bacterial construct (pSVtkneoß) containing a gene that confers resistance to an antibiotic were precipitated together. This precipitate was fed into the E- antigen-loss variant, the subline resistant to the lysis by the CTL recognizing antigen E. The recipient cells that integrated DNA, called transfectants, can be selected by culturing the cells in presence of the antibiotic. Transfectants expressing antigen E were identified on the basis of their ability to stimulate the CTL recognizing antigen E. DNA of positive transfectants was prepared and by using the known bacterial genes that had been integrated in the immediate vicinity of the gene of interest, this gene could be recovered and inserted in bacterial constructs so as to be analyzed further.

Table 1. Expression of genes MAGE-1, -2 and -3 by tumors and normal tissues
cDNAs were obtained and amplified by polymerase chain reaction using oligonucleotide primers corresponding to sequences of exon 3 that were identical for the three MAGE genes. The PCR products were then tested for their ability to hybridize to three other oligonucleotides that showed specificity for one of the three genes, as described in [van der Bruggen & al., 1991].

SAMPLE		EXPRESSION OF MAGE GENE FAMILY		
		MAGE-1	MAGE-2	MAGE-3
Cells of patient MZ2	melanoma cell line MZ2-MEL.3.0	++++	++++	++++
	tumor sample MZ2 (1982)	+++	+++	+++
	antigen-loss variant MZ2-MEL.2.2	-	+++	+++
	CTL clone MZ2-CTL.82/30	-	-	-
	PHA-activated blood lymphocytes	-	-	-
Normal tissues	Liver	-	-	-
	Muscle	-	-	-
	Skin	-	-	-
	Lung	-	-	-
	Brain	-	-	-
	Kidney	-	-	-
	testis	+	+	+
Melanoma cell lines	LB4-MEL	-	-	-
	LB17-MEL	+	++++	+++
	LB33-MEL	-	+++	+++
	LB34-MEL	++	++++	++++
	LB41-MEL	-	-	-
	MI4024-MEL	+++	++++	++++
	MI665/2-MEL	-	-	-
	MI10221-MEL	-	++	+++
	MI13443-MEL	+++	++++	++++
	MZ3-MEL	+	++++	++++
	MZ5-MEL	-	++++	++++
	SK23-MEL	-	++++	++++
	SK29-MEL	-	-	-
	SK33-MEL	-	++++	++++
Other tumor cell lines	small cell lung cancer H209	-	++++	++++
	small cell lung cancer H345	-	++++	++++
	small cell lung cancer H510	-	++++	++++
	small cell lung cancer LB11	+	++++	++++
	bronchial squamous cell carcinoma LB37	-	-	+++
	thyroïd medullary carcinoma TT	++++	+++	++++
	colon carcinoma LB31	-	+++	++++
	colon carcinoma LS411	-	-	-
Other tumor samples	chronic myeloïd leukemia LLC5	-	-	-
	acute myeloïd leukemia TA	-	-	-

Using this PCR system we have screened a large array of normal tissues, tumor samples and tumor cell lines for expression of gene MAGE 1 (Table 1).

MAGE-1 is not expressed at all in normal tissues with the exception of testis. Approximately 40% of all melanoma tumors express MAGE-1. So does a significant fraction of breast [Brasseur & al., 1992] and non-small cell lung tumors. Among melanomas, the level of expression appears quite variable from one tumor to another.

Like mouse gene P1A, gene MAGE-1 is expressed quite specifically in tumor cells. This provides a clear basis for the tumor-specific nature of this antigen, thereby demonstrating that cytolytic T lymphocytes provide a valid approach to identify tumor rejection antigens on human tumors.

Experiments involving the transfection of gene MAGE-1 into tumor cells of various haplotypes suggested that HLA-A1 was the presenting molecule of antigen MZ2-E [van der Bruggen & al., 1991].
To definitely prove this point, we transfected an HLA-A1 gene and a MAGE-1 cDNA into mouse P1.HTR cells.
The transfectants were lysed by the anti-MZ2-E CTL [Traversari & al., 1992], indicating that the antigenic peptide can be produced and transported even in these mouse cells.
By transfecting various fragments of the gene, it was possible to identify a short region coding for the antigenic peptide. Synthetic peptides sensitizing HLA-A1 cells to the anti-E CTL were obtained. A nonapeptide was defined that appears to be optimal because removal of either its N-terminal or its C-terminal amino-acid abolishes its antigenicity (Fig. 5) [Traversari & al., 1992].

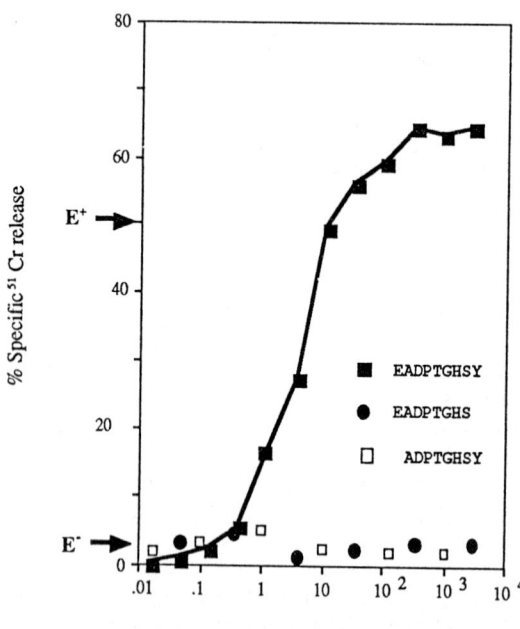
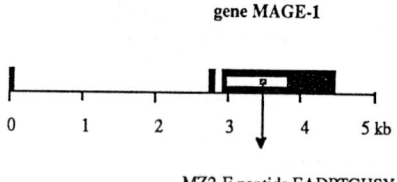

Figure 5. Lysis by anti-MZ2-E CTL of cells incubated with MAGE-1 derived peptides. 51Cr-labeled MZ2-MEL 2.2 (E-) cells were incubated with CTL 82/30 at an effector to target ratio of 5/1, in the presence of the synthetic peptides shown on the right at the concentrations indicated. Chromium release was measured after 4 hours. The arrows indicate the level of lysis of E+ and E- MZ2-MEL cells incubated without peptides.

7. CONCLUSIONS AND PERSPECTIVES

The cytolytic T cell approach appears to lead to the identification of new genes, different from the known oncogenes, that are expressed specifically by tumor cells. The elucidation of the function of these genes may provide new insights regarding the mechanisms of tumor transformation and progression.

The availability of genes such as MAGE-1 opens new perspectives in cancer immunotherapy (Fig.6). Approximately 26% of the Caucasian population carries the HLA-A1 gene. Melanoma patients about to receive surgery could be HLA-typed. For the HLA-A1 patients, the RNA extracted from a frozen tumor sample could then be analyzed by PCR to establish whether the tumor cells express MAGE-1. This should lead to a proportion of approximately 10% of melanoma patient that could be immunized with antigen MZ2-E with the certainty of immunizing against an antigen carried by their tumor.

Figure 6. Scheme for specific immunotherapy

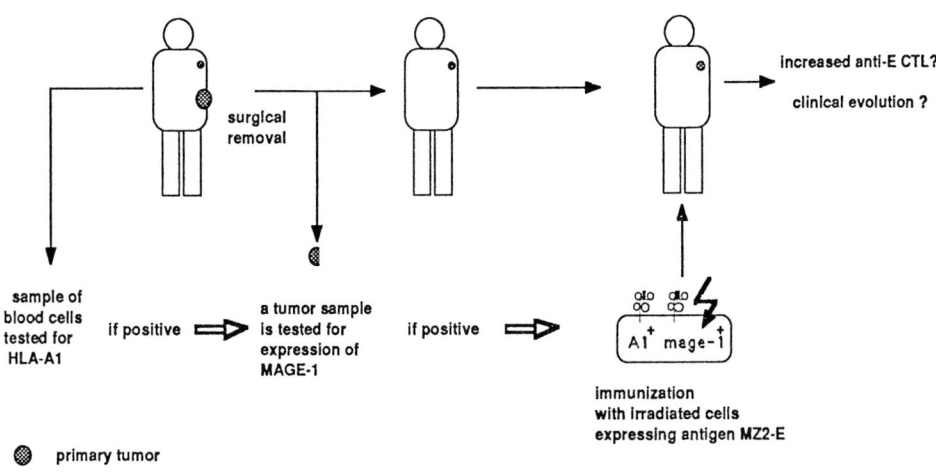

The availability of the gene and the antigenic peptide offers many possibilities other than the injection of irradiated allogeneic cells. Cells engineered to express a high amount of antigen and perhaps interleukins may prove to be effective immunogens [Golumbek & al., 1991]. Viral or bacterial recombinant vaccines may also prove useful [Stover & al., 1991; Taylor & al., 1991]. Finally immunization with the MZ2-E peptide combined with adjuvant or peptide-presenting cells may be effective [Deres & al., 1989; Aichele & al., 1990; Kast & al., 1991; Schild & al., 1991].
It will be important to evaluate objectively whether immunizations against a defined tumor rejection antigen produce an CTL response. This will require the ability to evaluate reliably the increase in anti-MZ2-E CTL precursors frequency obtained by these various modes of immunization. This may be achieved with improved limiting dilution

assays [Brunner & al., 1980; Moretta & al., 1983; Coulie & al., 1992].

It is likely that the method used to identify gene MAGE-1 or the direct isolation of antigenic peptides [Rötzschke & al., 1990; Wallny and Rammensee, 1990; Hunt & al., 1992] will soon provide the identification of new genes coding for human tumor rejection antigens. MAGE genes are expressed specifically in tumors. We can hypothesize that antigenic peptides derived from MAGE proteins could associate with different HLA molecules, generating tumor rejection antigens recognized by CTL. Different strategies will be pursued to identify new MAGE derived antigens. Preliminary experiments suggest that a MAGE-1 derived antigen associated with a HLA molecule different from HLA-A1 can be recognized by CTL. Thus more cancer patients could gain access to specific cancer immunotherapy and multiple targets could be aimed at on the same tumor.

REFERENCES

Aichele, P., Hengartner, H., Zinkernagel, R.M., Schulz, M. (1990): Antiviral cytotoxic T cell response induced by in vivo priming with a free synthetic peptide., J. Exp. Med., 171, 1815-1820.
Boon, T., Van Snick, J., Van Pel, A., Uyttenhove, C., Marchand,M.(1980): Immunogenic variants obtained by mutagenesis of mouse mastocytoma P815. II. T. lymphocyte mediated cytolysis., J. Exp. Med., 152, 1184-1193.
Brasseur, F., Marchand, M., Vanwijck, Hérin, M., Lethé, B., Chomez, P., Boon, T. (1992):Human gene MAGE-1, which codes for a tumor rejection antigen, is expressed by some breast tumors., Int. J. Cancer, 52, 839-841.
Brunner, K., McDonald, R., Cerottini, J.C. (1980):Antigenic specificity of the cytolytic T lymphocyte (CTL) response to murine sarcoma virus-induced tumors. II. Analysis of the clonal progeny of CTL precursors stimulated in vitro., J. Immunol., 124, 1627-1634.
Coulie, P.G., Somville, M., Lehmann, F., Hainaut, P., Brasseur, F., Devos, R., Boon, T., (1992):Precursor Frequency Analysis of Human Cytolytic T Lymphocytes Directed against Autologous Melanoma Cells., Int J Cancer, 50, 289-297.
De Plaen, E.Lurquin, C., Van Pel, A., Mariamé, B., Szikora, J.P., Wölfel, T., Sibille, C., Chomez, P., Boon, T. (1988):Tum- variants of mouse mastocytoma P815. IX. Cloning of the gene of tum- antigen P91A and identification of the tum- mutation., Proc. Natl. Acad. Sci. USA, 85, 2274-2278.
Degiovanni, G., Hainaut, P., Lahaye, T., Weynants, P., Boon, T. (1990): Antigens recognized on a melanoma cell line by autologous cytolytic T lymphocytes are also expressed on freshly collected tumor cells. , Eur. J. Immunol., 20, 1865-1868.
Deres, K., Schild, K.H., Wiesmüller, K.-H., Jung, G., Rammensee, H.-G. (1989): In vivo priming of virus-specific cytotoxic T lymphocytes with synthetic lipopeptide vaccine., Nature, 342, 561-564.
Fearon, E., Itaya, T., Hunt, B., Vogelstein, B., Frost, P. (1988): Induction in a murine tumor of immunogenic tumor variants by transfection with a foreign gene., Cancer Res., 48, 2975-2980.
Golumbek, P.T., Lazenby, A.J., Sevitsky, H.I., Jaffee, L.M., Karasuyama, H., Baker, M., Pardoll, D.M. (1991): Treatment of established renal cancer by tumor cells engineered to secrete interleukin-4, Science, 254, 713-716.
Hérin, M., Lemoine, Weynants, P., Vessière, F., Van Pel, A., Knuth, A., Devos, R., Boon, T. (1987): Production of stable cytolytic T-cell clones directed

against autologous human melanoma., Int. J. Cancer, 39, 390-396.

Hunt, D.F., Henderson, R.A., Shabanowitz, J. Sakaguchi, K., Michel, H., Sevilir, N.S., Cox, A.L., Appella, E., Engelhard, V.H. (1992): Characterization of peptides bound to the class I MHC molecule HLA-A2 by mass spectometry., Science, 255, 1261-1263.

Jung, S., Schluesner, H.J. (1991): Human T Lymphocytes Recognize a Peptide of Single Point-mutated, Oncogenic Ras Proteins., J Exp Med, 173, 273-276.

Kast, W.M., Roux, L., Curren, J., Blom, H.J.J., Voordouw, A.C., Meloen, R.H., Kolakofsky, D., Melief, C.J.M. (1991): Protection agaisnt lethal Sendai virus infection by in vivo priming of virus-specific cytotoxic T lymphocytes with a free synthetic peptide., Proc. Natl. Acad. Sci. USA, 88, 2283-2287.

Klein, G., Sjogren, H., Klein, E., Hellström, K.E. (1960): Demonstration of resistance against methylcholanthrene-induced sarcomas in the primary autochtonous host., Cancer Res., 20, 1561-1572.

Knuth, A., Danowski, B., Oettgen, H.F., Old, L. (1984): T-cell mediated cytotoxicity against autologous malignant melanoma : analysis with interleukin-2-dependent T-cell cultures., Proc. Natl. Acad. Sci. USA, 81, 3511-3515.

Knuth, A., Wölfel, T., Klehmann, E., Boon, T., Meyer zum Büschenfelde, K.-H. (1989): Cytolytic T-cell Clones against an Autologous Human Melanoma: Specificity Study and Definition of Three Antigens by Immunoselection., Proc Natl Acad Sci USA, 86, 2804-2808.

Lethé, B., Van den Eynde, B., Van Pel, A., Corradin, G., Boon, T.(1992): Mouse tumor rejection antigens P815 A and B : two epitopes carried by a single peptide, Eur.J.Immunol., 22, 2283-2288.

Melief, C.J.M. (1992): Tumor Eradication by Adoptive Transfer of Cytotoxic T Lymphocytes., Adv Cancer Res, 58, 143-175.

Moretta, A., Pantaleo, G., Moretta, L., Mingari, M.C., Cerottini, J.C. (1983): Quantitative assessment of the pool size and sub-set distribution of cytolytic T lymphocytes within human resting or alloactivated peripheral-blood T-cell populations., J. Exp. Med., 158, 571-585.

Mukherji, B., MacAlister, T.J. (1983): Clonal analysis of cytotoxic T cell response against human melanoma., J. Exp. Med., 158, 240-245.

Murray, N., McMichael, A.J.(1992): Antigen presentation in virus infection, Curr Opinion Immunol, 4, 401-407.

Peace, D.J., Chen, W., Nelson, H., Cheever, M.A. (1991): T Cell Recognition of Transforming Proteins Encoded by Mutated ras Proto-oncogenes., J Immunol, 146, 2059-2065.

Prehn, R.T., Main, J.M. (1957): Immunity to Methylcholanthrene-induced Sarcomas., J Natl Cancer Inst, 18, 769-778.

Rötzschke, O.,Falk, K., Deres, K., Schild, H., Norda, M., MEtzger, J., Jung, G., Rammensee, H.-G. (1990): Isolation and analysis of naturally processed viral peptides as recognized by cytotoxic T cells., Nature, 348, 252-254.

Schild, H., Deres, K., Wiesmuller, K.H., Jung, G., Rammensee, H.G. (1991): Efficiency of peptides and lipopeptides for in vivo priming of virus-specific cytotoxic T cells., Eur. J. Immunol., 21, 2649-2654.

Sibille, C., Chomez, P., Wildmann, C., Van Pel, A., De Plaen, E., Maryanski, J., de Bergeyck, V., Boon, T. (1990): Structure of the gene of tum- transplantation antigen P198 : a point mutation generates a new antigenic peptide., J. Exp. Med., 172, 35-45.

Stover, C.K.,de la Cruz, V.F., Fuerst, T.R., Burlein, J.E., Benson, L.A., Bennett, L.T., Bansal, G.P., Young, J.F., Lee, M.H., Hatfull, G.F., Snapper, S.B., Barletta, R.G., Jacobs, W.R.Jr, Bloom, B.R. (1991): New use of BCG for recombinant vaccines., Nature, 351, 456-460.

Szikora, J., Van Pel, Brichard, V., André, M., Van Baren, N., Henry, P., De Plaen, E., Boon, T. (1990): Structure of the gene of tum- transplantation antigen P35B : presence of a point mutation in the antigenic allele., EMBO

J., 9, , 1041-1050.

Taylor, J., Trimarchi, C., Weinberg, R., Languet, B., Guillemin, F., Desmettre, P., Paoletti, E. (1991): Efficacy studies on a canarypox-rabies recombinant virus., Vaccine, 9, 190-193.

Topalian, S.L., Solomon, D., Rosenberg, S.A. (1989): Tumor-specific Cytolysis by Lymphocytes Infiltrating Human Melanomas., J Immunol, 142, 3714-3725.

Townsend, A., Gotch, F., Davey, J. (1985): Cytotoxic T cells recognize fragments of the influenza nucleoprotein., Cell, 42, 457-467.

Traversari, C., van der Bruggen, P., Luescher, I.F., Lurquin, C., Chomez, P., Van Pel, A., De Plaen, E., Amar-Costesec, A., Boon, T. (1992): A nonapeptide encoded by human gene MAGE-1 is recognized on HLA-A1 by CTL directed against tumor antigen MZ2-E., J. Exp. Med., 176, 1453-1457.

Traversari, C., van der Bruggen, P., Van den Eynde, B., Hainaut, P., Lemoine, C., Ohta, N., Old, L., Boon, T. (1992): Transfection and expression of a gene coding for a human melanoma antigen recognized by autologous cytolytic T lymphocytes., Immunogenetics, 35, 145-152.

Uyttenhove, C., Maryanski, J., Boon, T. (1983): The Escape of Mouse Mastocytoma P815 after Nearly Complete Rejection is Due to Antigen-Loss Variants rather than Immunosuppression., J Exp Med, 157, 1040-1052.

Van den Eynde, B., Hainaut, P., Hérin, M., Knuth, A., Lemoine, C., Weynants, van der Bruggen, P., Fauchet, R., Boon, T. (1989): Presence on a Human Melanoma of Multiple Antigens, Int. J. Cancer, 44, 1453-1457.

Van den Eynde, B., Lethé, B., Van Pel, A., De Plaen, E., Boon, T. (1991): The Gene Coding for a Major Tumor Rejection Antigen of Tumor P815 is Identical to the Normal Gene of Syngeneic DBA/2 Mice., J Exp Med, 173, 1373-1384.

Van Pel, A., Vessière, F., Boon, T. (1983): Protection against two spontaneous mouse leukemias conferred by immunogenic variants obtained by mutagenesis., J. Exp. Med., 157, 1992-2001.

van der Bruggen, P., Traversari, C., Chomez, P., Lurquin, C., De Plaen, E., Van den Eynde, B., Knuth, A., Boon, T. (1991): A Gene Encoding an Antigen Recognized by Cytolytic T Lymphocytes on a Human Melanoma., Science, 254, 1643-1647.

Wallny, H.J., Rammensee, H.G. (1990): Identification of classical minor histocompatibility antigen as cell-derived peptide., Nature, 343, 275-277.

Summary

Tumor rejection antigens recognized by cytolytic T lymphocytes on a mouse tumor and on a human melanoma have now been identified at the molecular level. A major finding is the notion that these antigens can be shared by a significant proportion of tumors. This may have important implications in cancer immunotherapy, especially because patients with a tumor expressing a defined antigen can be now identified on the basis of the expression of the relevant gene. These patients could receive precisely targeted immunotherapy.

Contrôle transcriptionnel et oncogenèse

Moshe Yaniv

Département des Biotechnologies, Unité des Virus Oncogènes, UA 1644 du CNRS, Institut Pasteur, 25, rue du Docteur-Roux, 75724 Paris Cedex 15, France

Résumé

Un grand nombre de gènes de cellules eucaryotes codent pour des protéines nucléaires qui s'associent avec des séquences spécifiques d'ADN pour moduler l'expression génétique. La synthèse et l'activité de ces facteurs sont régulées respectivement au niveau transcriptionnel et post-transductionnel. Des modifications dans la structure ou dans l'activité de certains de ces facteurs sont étroitement associées à des transformations malignes. Une meilleure compréhension de leurs structures et modes d'action peut mener à de nouvelles approches thérapeutiques.

1- La machinerie de transcription de la cellule eucaryote.

Les gènes codants pour les protéines sont transcrits par une des trois RNA polymérases présentes dans les cellules eucaryotes -l'ARN-polymérase II (B). Cette enzyme, composée d'une dizaine de sous-unités environ, est incapable de démarrer seule la transcription de l'ADN natif. Un certain nombre de facteurs de transcription généraux, mis en évidence ces dernières années, sont nécessaires et participent à l'assemblage du complexe de pré-démarrage de la transcription contenant la polymérase fixée sur l'ADN. Certains de ces facteurs TFIID, TFIIA (ou TFII I) et TFIIB s'associent initialement avec l'ADN au voisinage du site de démarrage de la transcription. Ils permettent l'association de l'ARN polymérase II et d'un certain nombre de facteurs supplémentaires (TFIIE, TFIIH etc).

L'ensemble de ces protéines (plus d'une trentaine de chaines polypeptidiques avec une masse moléculaire supérieure à 1 mégadalton) permettent une transcription (dite de niveau basal) dans un extrait cellulaire. Des séquences plus en amont, entre 30 et environ 120 à 150 bp en moyenne, définies comme séquences promotrices, augmentent l'efficacité de la transcription, c'est à dire la vitesse de son démarrage *in vitro* et *in vivo*. D'autres séquences, situées plus en amont du gène (jusqu'à 10 kb), parfois à l'intérieur (immunoglobulines) ou en aval du gène (globine du poulet), appelées activateurs ou "enhancers" peuvent également augmenter le taux de transcription d'un gène *in vivo* (voir Figure et références 1-4 pour revues récentes).

Les études accomplies au cours de la dernière décennie ont montré que les séquences promotrices, aussi bien que les séquences activatrices sont reconnues par de nombreuse protéines nucléaires, appelées facteurs de transcription spécifiques de gènes. Ces facteurs sont répertoriés d'après la nature du motif protéique qui reconnait l'ADN et la (ou les) cellule(s) ou tissu(s) qui les contien(nen)t. On compte aujourd'hui au moins une dizaine de structures différentes de reconnaissance de l'ADN qui définissent chacune une famille de facteurs. Chaque famille, elle-même, peut inclure entre une dizaine et plusieurs centaines de facteurs de transcription (voir Tableau et référence 5). A l'intérieur de chaque famille, les différents membres reconnaissent parfois des séquences identiques, quand ils partagent une forte homologie dans leur domaine de fixation à l'ADN. On estime généralement que plus d'un millier, voire plusieurs milliers de ces facteurs existent dans chaque organisme. Entre 5 et 10 % des gènes existant dans le génome pourraient coder pour de telles protéines. Ces facteurs assurent à l'organisme la possibilité de réguler l'expression de ses gènes dans un programme temporel et spatial précis, nécessaire pour son développement. Ils permettent aussi à l'organisme de contrôler son fonctionnement et sa survie.

Pour contrôler le démarrage de la transcription, plusieurs facteurs "spécifiques de gènes" se fixent sur les régions de contrôle (promoteur et activateur) et facilitent le recrutement des facteurs généraux et de l'ARN polymérase sur l'ADN. Cette étape nécessite probablement un contact entre ces deux types de facteurs, soit directement, soit à l'aide d'autres protéines appelées co-activateurs ou adaptateurs (4). La fixation de facteurs de transcription peut aussi empêcher ou exclure la formation de nucléosomes (complexes histones-ADN) dans la région du site de démarrage de la transcription (6, 7). L'étude de la distribution tissulaire ou cellulaire des facteurs de transcription montre qu'un certain nombre d'entre eux sont ubiquitaires, présents dans l'ensemble des types cellulaires. D'autres sont restreints à un seul (rarement) ou à quelques types cellulaires, voisins dans leurs fonctions ou d'une origine embryonnaire commune. L'analyse des régions de contrôle transcriptionnel des gènes transcrits dans un nombre restreint ou dans un seul type cellulaire montre que, dans la plupart des cas, leurs promoteurs fixent un ou plusieurs facteurs restreints à un ou a quelques types cellulaires, ainsi que des facteurs de distribution très large, voire ubiquitaire. La transcription d'un groupe de gènes spécifiques d'un seul type cellulaire sera assurée par la présence dans ce type cellulaire, et dans lui seul, de l'ensemble des facteurs nécessaires pour son activation (voir référence 8 pour exemple).

2- <u>Voies de transmission de signal de la membrane plasmique vers le noyau.</u>

La croissance cellulaire est soumise à des contrôles très stricts. La majorité des cellules dans un organisme multicellulaire adulte, sont à l'état quiescent ou se multiplient selon un programme très contrôlé. Des lésions, des infections, une grossesse, une hépatectomie partielle, déclenchent des programmes de multiplication cellulaire rapide, afin de répondre au besoin de l'organisme. La sortie des cellules de leur état quiescent (phase G0 du cycle cellulaire) et leur entrée dans un ou plusieurs cycles de multiplication (phases G1, S, G2 et M du cycle cellulaire) nécessitent la réception de signaux provenant du milieu extérieur qui est ensuite transmis vers le noyau cellulaire. Dans le cas des fibroblastes par exemple, le PDGF (Platelet Derived Growth Factor) libéré par la lyse des plaquettes sanguines autour d'une blessure, se fixe spécifiquement sur un récepteur transmembranaire qui contient un domaine tyrosine kinase cytoplasmique. La dimérisation du récepteur, induite par le ligand, déclenche une autophosphorylation du récepteur sur plusieurs résidus tyrosine. Le récepteur phosphorylé, à son tour, active plusieurs enzymes ou protéines comme la phospholipase Cγ1, la phosphoinositol-3-kinase et la protéine GAP, qui elle stimule l'activité GTPase de Ras. Ces effecteurs libèrent alors des messagers secondaires, tels que le DAG (diacyl glycerol) ou le InsP$_3$ (inositol triphosphate). Le premier active la protéine kinase C tandis que l'autre induit une mobilisation du calcium, ce qui active des protéines kinases calcium dépendantes. Ras déclenche quant à lui une cascade de kinases : raf1, map2 kinase etc. Une activation partiellement similaire peut-être obtenue par des ligands qui activent, dans différentes cellules, des récepteurs possédant sept segments transmembranaires associés à des protéines G. Dans les cellules T, l'antigène déclenche une cascade similaire à celle que nous venons de décrire pour le PDGF dans les fibroblastes (voir références 9 et 10 pour revues récentes).

L'activation de toute une série de kinases (mais aussi de certaines phosphatases) modifie très rapidement un certain nombre de protéines cytoplasmiques ou nucléaires. Nous allons limiter notre discussion aux facteurs de transcription, étape ultime de ces cascades, dont l'activité est modifiée au cours de ce processus. Très rapidement (5-15 minutes) un changement dans l'expression des gènes de la cellule est observé. La transcription d'au moins une centaine de gènes est activée (gènes dits immédiats précoces ou "immediate early"). Plus tard, un autre groupe de gènes "précoces retardés" ou "delayed early" est transcrit, suivi par l'entrée dans une phase de synthèse de l'ADN et de division cellulaire (voir réf. 11 pour revue).

Assez vite, il a été réalisé que certains oncogènes, transmis par des rétrovirus transformant, sont des partenaires de certaine voie de transmission de signal mitogénique (9). Quelques exemples peuvent être cités. L'oncogène *v-erbB*, présent dans un rétrovirus aviaire, s'avère être une forme tronquée constitutive du récepteur de l'EGF (Epithelial Growth Factor). L'oncogène *sis*, quant à lui, dérive du gène codant pour la chaine β du facteur de croissance PDGF. Parmi les oncogènes dérivés de kinase cytoplasmiques ou membranaires, on peut mentionner *src*, *yes*, *fes*, *raf*, *mos* etc. Un autre oncogène, *ras*, joue un rôle crucial dans la transmission du signal entre les récepteurs membranaires et les kinases cytoplasmiques comme *raf* et la map kinase.

3- <u>Oncogènes-facteurs de transcription.</u>

La fonction d'un autre groupe d'oncogènes rétroviraux, de localisation nucléaire, s'est petit à petit éclaircie au cours de ces dernières années. L'un des exemples typiques concerne les oncogènes *jun* et *fos*. *v-jun* a été isolé comme étant l'oncogène d'un rétrovirus sarcomatogène aviaire ASV17. Sa séquence a révélé une homologie avec le domaine de fixation à l'ADN d'un facteur de transcription de levure GCN4. En parallèle, des études sur plusieurs promoteurs/activateurs cellulaires ou viraux ont mis en évidence un facteur nucléaire (AP1 chez l'homme ou PEA1 chez la souris) ayant une affinité élevée pour l'ADN et qui reconnait la séquence TGACTCA.

Cette séquence était identique aux séquences reconnues par GCN4. Ces recoupements suggéraient que le produit du proto-oncogène *c-jun* devait coder pour le facteur AP1/PEA1. Ceci a été confirmé par le clonage du protooncogène *c-jun* humain et la démonstration que la protéine exprimée chez la bactérie reconnait la même cible. La réalité est néanmoins plus complexe. Les études précédentes effectuées sur l'oncogène *v-fos* et son homologue cellulaire *c-fos* ont révélé que la protéine codée par cette dernière est associée à une protéine de 39kd dans des extraits nucléaires. Cette deuxième protéine a finalement été identifiée comme c-Jun. Des études ultérieures ont montré que aussi bien les homodimères c-Jun que les hétérodimères c-Jun/c-Fos, se fixent à la séquence TGACTCA. Les hétérodimères ont une affinité de 10-20 fois supérieure à celle des homodimères. Des études ultérieures ont révélé que *c-jun* et *c-fos* font chacun partie d'une famille multigénique. Trois membres existent pour la famille *jun* (*c-Jun*, *junB* et *junD*) et quatre pour la famille *fos* (*c-fos*, *fosB*, *fra1* et *fra2*). (voir réf. 12-14 pour revue). *c-fos* était déjà connu comme un gène immédiat précoce. Des études ultérieures ont montré que *c-jun*, *junB*, *fosB*, *fra1* et *fra2* mais pas *junD* sont en fait tous des gènes dont la transcription est rapidement stimulée par l'addition de facteurs de croissance à des cellules quiescentes.

En plus d'une régulation transcriptionnelle très stricte par les facteurs de croissance, c-Jun et probablement c-Fos sont régulés dans leur activité au niveau post-transcriptionnel. Une stimulation mitogénique, ou par le TPA, active une sérine phosphatase qui déphosphoryle plusieurs résidus sérines de c-Jun situés à proximité du segment basique impliqués dans la reconnaissance de l'ADN. La déphosphorylation augmente l'affinité des dimères c-Jun pour l'ADN (15). Une autre modification covalente, des phosphorylations de deux résidus sérines dans la partie N-terminale de la protéine augmente la capacité de c-Jun d'activer la transcription (16, 17). Les trois étapes de régulations ainsi décrites pour c-Jun aboutissent à une augmentation, d'au moins 20-30 fois, de l'activité de ce facteur lors d'une stimulation mitogénique.

La plupart des oncogènes rétroviraux à localisation nucléaire se sont avérés être des facteurs de transcription. Cela a été montré, soit par leur fixation à des séquences spécifiques et l'activation transcriptionnelle de promoteurs cibles contenant de telles séquences, soit par leur homologie à des facteurs de transcription connus. La sur-expression de certains de ces proto-oncogènes entraine la transformation cellulaire. La sur-expression de c-Fos ou de c-Jun par exemple confère des propriétés transformées (croissance en milieu semi-solide, croissance à bas sérum) aux fibroblastes embryonnaires de poulet (18). Dans les cellules murines, *c-jun* est capable de transformer des fibroblastes de lignées établies. En revanche sa coopération avec *ras* est requise pour la transformation de cultures primaires. Ces résultats montrent qu'un seul facteur de transcription peut déclencher tout un programme de multiplication cellulaire. Ceci est en contradiction apparente avec les études portant sur la stimulation par le sérum et le grand nombre de gènes alors induits par les facteurs de croissance. Au moins une douzaine de facteurs de transcription ont été répertoriés parmi ces gènes (11). Plusieurs explications de ce paradoxe peuvent être suggérées : (i) une augmentation de Jun/Fos activerait la synthèse d'un facteur autocrine qui stimulerait les autres gènes précoces et la croissance de la cellule. (ii) chaque gène cible pour les facteurs de transcription précoce contiendrait des sites de fixation pour plusieurs facteurs qui coopéreraient dans l'activation transcriptionnelle. L'augmentation importante d'un seul facteur aboutierait ainsi à la stimulation transcriptionnelle de gènes cibles.

4- <u>Interférence entre différents groupes de facteurs de transcription : croissance et/ou différenciation.</u>

Plusieurs études récentes ont révélé que certains facteurs de transcription peuvent agir négativement. Plusieurs mécanismes moléculaires ont été mis en évidence : (i) Inhibition de la fixation du récepteur de l'acide rétinoïque sur le promoteur du gène d'ostéocalcine par AP1 (Jun/Fos) et perte de l'activation par cette vitamine (19). (ii) Inhibition de l'action de récepteurs aux hormones stéroïdes/vitamines (GR, ER, RAR) par c-Jun ou c-Fos (20-25). (iii) Interférence entre différents récepteurs d'hormones stéroïdes par une compétition pour des co-activateurs communs (26). Inhibition de facteurs myogéniques par c-Jun (27, 28). Certains de ces exemples illustrent un antagonisme entre des facteurs qui sont associés à une stimulation mitogénique (Jun/Fos) et des facteurs qui sont essentiels pour un processus de différenciation spécifique. Cet antagonisme est, au moins en partie, à la base du processus de transformation des cellules. L'exemple le plus clair est l'action du virus AEV (Avian Erythroblastosis Virus) chez le poulet. Ce virus code pour deux oncogènes : v-erbB, une version tronquée du récepteur d'EGF mentionné plus haut et une forme mutée du récepteur de l'hormone thyroïdienne (v-erbA). Il a été montré que v-erbA inhibe la fonction normale du récepteur, requise pour la différenciation érythroblastique tandis que v-erbB stimule une croissance autocrine de la cellule (voir réf. 29 pour revue). Dans des études récentes effectuées en collaboration avec F. Moreau-Gachelin, nous avons montré que l'oncogène Spi-1/Pu1, qui code pour un facteur de la famille *ets,* inhibe l'activité des récepteurs GR, RAR etc (30). Son activation par intégration du virus de Friend pourrait ainsi bloquer le processus de différenciation.

5- <u>Modification de facteurs de transcription par translocation chromosomique, par intégration rétrovirale ou par mutations.</u>

L'importance cruciale des modifications dans la structure et/ou l'activité des facteurs de transcription dans la genèse des transformations malignes a été révélée, en partie, grâce aux études cytogénétiques et moléculaires des translocations chromosomiques dans des cellules malignes. Des informations supplémentaires ont été obtenues par l'étude des transformations malignes induites par infection avec des rétrovirus dépourvus d'oncogènes. Il apparait en fait que un grand nombre de ces événements concernent des facteurs de transcription. L'exemple le plus classique concerne l'activation transcriptionnelle de c-myc par translocation dans la région codant pour les chaines lourdes ou légères des immunoglobulines ou par intégration des rétrovirus leukemogènes (31). D'autres exemples comprennent des facteurs de plusieurs classes : doigt à Zn^{++}, homéoprotéines, basic-helix-loop-helix, le récepteur de l'acide rétinoïque etc (voir 32 pour revue récente).

Finalement les deux gènes suppresseurs de tumeurs ou antioncogènes, p53 et Rb, sont en fait des régulateurs transcriptionnels. p53 se révèle être une protéine qui reconnait une séquence spécifique sur l'ADN et permet l'activation des gènes cibles qui contiennent cette séquence (33). De plus la même protéine est un régulateur négatif d'un grand nombre de promoteurs incluant ceux de *c-fos* et de *c-jun* (34). Ces deux propriétés de p53 sont abolies par les mutations ponctuelles. La protéine Rb agit de manière différente. Plusieurs groupes ont montré récemment que cette protéine est associée à un facteur de transcription, E2F. Cette association bloque le domaine transactivateur de E2F (35, 36). La phosphorylation du Rb par des kinases régulée au cours du cycle cellulaire (cdc2, cdk2) enlèverait cette inhibition et permettrait la transcription de gènes cibles d'E2F. Parmi ceux-ci, on compte un groupe de gènes nécessaires pour la synthèse de l'ADN cellulaire, la chaine catalytique de l'ADN polymérase α, les gènes DHFR, TK et finalement c-myc et N-myc.

Conclusions

Un grand nombre de gènes chez les eucaryotes codent pour des facteurs de transcription qui sont essentiels pour la régulation du développement embryonnaire, la différenciation et la multiplication cellulaire. Des mutations qui affectent ces gènes, leurs modifications par des translocations chromosomiques ou leur activation par l'intégration de génomes viraux sont à la base d'une dérégulation de la différenciation et de la croissance cellulaire. La dérégulation des voies de transmission de signal qui affectent la synthèse ou l'activité de facteurs de transcription peut avoir des conséquences analogues. Il est probable que de meilleures connaissances de leurs mécanismes d'action et de leurs structures pourront permettre le développement de nouvelles approches pouvant interférer avec leurs actions.

Tableau : <u>Exemples de familles de facteurs de transcription.</u>
Les gènes soulignés sont associés à une transformation maligne chez l'animal ou chez l'homme.

Groupes	Facteurs
Homéoprotéines	<u>Hox</u>, Oct, Pit1/GHF, HNF1, <u>Pbx1</u> etc
Doigt à Zn^{++} $(C_2-H_2)_n$	Sp1, Krox 20, 24, <u>evi-1</u> etc
Doigt à Zn^{++} $(C_2-C_2)_2$ (récepteurs hormonaux)	récepteurs des glucocorticoïdes, progestérone, estrogène, <u>acide rétinoïque, T3</u> etc, HNF4, coup
bZip (basic leucine Zipper)	C/EBP, <u>cJun, cFos,</u> CREB, ATF, NF-IL6 etc
bhlh (basic-helix-loop-helix)	MyoD, Myogenin, USF, <u>Myc, E12/E47, lyl-1,</u>
ets	<u>Ets1, Tal/Scl, Spi1/Pu-1,</u> PEA3, <u>Fli1</u>
NFκB	p50, p65, <u>rel</u>, dorsal

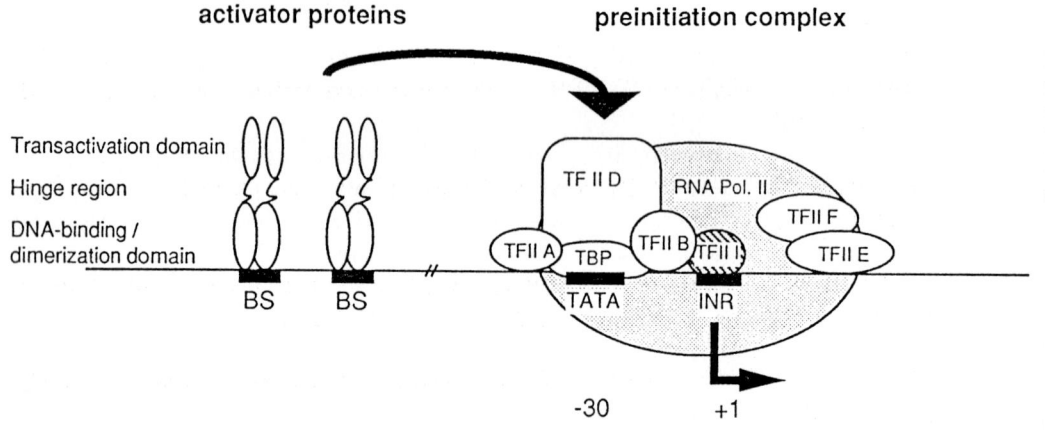

Figure

Références

1- Sawadogo, M. & Sentenac, A. (1990): RNA polymerase B (II) and general transcription factors. Annu. Rev. Biochem. 59, 711-754.

2- Young, R.A., (1991): RNA polymerase II. Annu. Rev. Biochem. 60, 689-715.

3- Roeder, R.G. (1991) : The complexities of eukaryotic transcription initiation : regulation of preinitiation complex assembly, TIBS 16, 402-408.

4- Ham, J., Steger, G. & Yaniv, M. (1992): How do eukaryotic activator proteins stimulate the rate of transcription by RNA polymerase II ? FEBS Let. 307, 81-86.

5- Pabo, C.O. & Sauer, R.T. (1992): Transcription factors : structural families and principles of DNA recognition. Annu. Rev. Biochem. 61,1053-1095.

6- Felsenfeld, G. (1992): Chromatin : an essential part of the transcriptional mechanism. Nature 355, 219-224.

7- Kornberg, R.D. & Lorch, Y. (1992): Chromatin structure and transcription. Annu. Rev. Biochem. 8, 563-588.

8- Tronche, F. & Yaniv, M. (1992): HNF1 a homeoprotein member of the hepatic transcription regulatory network. BioEssays 9, 1-9.

9- Cantley, L.C., Auger, K.R., Carpenter, C., Duckworth, B., Graziani, A., Kapeller, R. & Soltoff, S. (1991): Oncogenes and signal transduction. Cell 64, 281-302.

10- Berridge, M. J. (1993): Inositol trisphosphate and calcium signalling. Nature 361, 315-325.

11- Herschman, H.R. (1991): Primary response genes induced by growth factors and tumor promoters. Ann. Rev. Biochem. 60:281-319.

12- Curran, T. & Franza, R.J. (1988): Fos and Jun : the AP1 connection. Cell 55, 395-397.

13- Vogt, P.K. & Bos, T.J. (1990): jun : oncogene and transcription factor. Adv. Cancer Res. 55, 1-35.

14- Angel, P. & Karin, M. (1991): The role of jun, fos and AP-1 complex in cell-proliferation and transformation. Biochim. Biophys. Acta 1072,129-157.

15- Lin, A., Frost, J., Deng, T., Smeal, T., Al-Alawi, N., Kikkawa, U., Hunter, T., Brenner, D. & Karin, M. (1992): Casein kinase II is a negative regulator of c-jun DNA binding and AP-1 activity. Cell 70, 777-789.

16- Binetury, B., Smeal, T. & Karin, M. (1991): Ha-Ras augments c-Jun activity and stimulates phosphorylation of its activation domain. Nature 351, 122-127.

17- Pulverer, B.J., Kyriakis, J.M., Avruch, J., Nikolakaki, E. & Woodgett, J.R. (1991): Phosphorylation of c-jun mediated by MAP kinases. Nature 353, 370-674.

18- Castellazzi, M., Spyrou, G. , Lavista, N., Dangy, J.P. , Piu, F., Yaniv, M. & Brun, G. (1991): Overexpression of c-Jun, junB and junD affects cell growth differently. Proc. Nat. Acad. Sci. USA 88, 8890-8894.

19- Schüle, R., Umesono, K., Mangelsdorf, D.J., Bolado, J., Pike, J.W. & Evans, R.M. (1990): Jun-Fos and receptors for vitamins A and D recognize a common response element in the human osteocalcin gene. Cell 62, 497-504.

20- Jonat, G. Rahmsdorf, H.J., Park, K.-K., Cato, A.C.B., Gebel, S., Ponta, H. & Herrlich, P. (1990): Antitumor promotion and antiinflammation : down-modulation of AP-1 (Fos/Jun) activity by glucocorticoid hormone. Cell 62, 1189-1204.

21- Lucibello, F.C., Slater, E.P., Jooss, K.U., Beato, M. & Müller, R. (1990): Mutual transrepression of Fos and the glucocorticoid receptor: involvment of a functional domain in Fos which is absent in FosB. Embo J. 9, 2827-2834.

22- Yang-Yen, H.-F., Chambard, J.-C., Sun, Y.-L., Smeal, T., Schmidt, T.J., Drouin, J. & Karin, M. (1990): Transcriptional interference between c-Jun and the glucocorticoid receptor : mutual inhibition of DNA binding due to direct protein-protein interaction. Cell 62, 1205-1215.

23- Schüle, R., Rangarajan, P., Kliewer, S., Ransone, L.J., Bolado, J., Yang, N., Verma, I.M., & Evans, R.M. (1990): Functional antagonism between oncoprotein c-jun and the glucocorticoid receptor. Cell 62, 1217-1226.

24- Doucas, V., Spyrou, G. & Yaniv, M. (1991): Unregulated expression of c-Jun or c-Fos proteins but not Jun D inhibits estrogen receptor activity in human breast cancer derived cells. Embo J. 10, 2237-2245.

25- Shemshedini, L., Knauthe, R. Sassone-Corsi, P. Pornon, A. & Gronemeyer, H. (1991): Cell-specific inhibitory and stimulatory effects of fos and jun on transcription activation by nuclear receptors. Embo J. 10, 3839-3849.

26- Meyer, M.-E., Gronemeyer, H., Turcotte, B., Bocquel, M.-T., Tasset, D. & Chambon, P. (1989): Steroid hormone receptors compete for factors that mediate their enhancer function. Cell 57, 433-442.

27- Bengal, E., Ransone, L., Scharfmann, R., Dwarki, V.J., Tapscott, S.J., Weintraub, H. & Verma, I.M. (1992): Functional antagonism between c-jun and myoD proteins : a direct physical association. Cell 68, 507-519.

28- Li, L., Chambard, J.C., Karin, M. & Olson, E.N. (1992): Fos and jun repress transcriptional activation by myogenin and myoD : the amino terminus of jun can mediate repression. Genes and Dev. 6, 676-689.

29- Ghysdael, J. & Yaniv, M. (1991): Nuclear Oncogenes. In Current Opinion in Cell Biology 3, 484-492.

30- Gauthier, J.-M., Bourachot, B., Doucas, V., Moreau-Gachelin, F. & Yaniv, M. Functional interferences between the Spi-1 oncoprotein and streroid or vitamin hormone receptors. (soumis pour publication).

31- Cole, M.D. (1990): The Myb and Myc nuclear oncogenes as transcriptional activators. Current Opinion in Cell Biology 2, 502-508.

32- Cleary, M.L. (1991): Oncogenic conversion of transcription factors by chromosomal translocations. Cell 66, 619-622.

33- Kern, S.E., Pietenpol, J.A., Thiagalingam, S., Seymour, A., Kinzler, K.W. & Vogelstein, B. (1992): Science 256, 827-830.

34- Ginsberg, D., Mechta, F., Yaniv, M. & Oren, M. (1991): The activity of various promoters can be down-modulated by wild type p53. Proc. Natl. Acad. Sci. 88, 9979-9983.

35- Helin, K., Lees, J.A., Vidal, M., Dyson, N., Harlow, E. & Fattaey, A. (1992): A cDNA encoding a pRB-Binding protein with properties of the transcription factor E2F. Cell 70, 337-350.

36- Kaelin, W.G., Jr., Krek, W., Sellers, W.R., DeCaprio, J.A., Ajchenbaum, F., Fuchs, C.S., Chittenden, T., Li, Y., Farnham, P.J., Blanar, M.A., Livingston, D.M. & Flemington, E.K. (1992): Expression cloning of a cDNA encoding a retinoblastoma-binding protein with E2F-like properties. Cell 70, 351-364.

Remerciements

Ce travail a été financé par des subventions de l'Association pour la Recherche contre le Cancer (A.R.C.), La Ligue Nationale Française contre le Cancer, l'Institut National de la Santé et de la Recherche Médicale (I.N.S.E.R.M.). Je remercie Jonathan Ham pour la figure, François Tronche pour ses commentaires sur le manuscrit et Edith Ollivier pour la préparation et la mise en forme du texte.

Mutant oncogenes: targets for therapy

Nicholas R. Lemoine

Molecular Pathology Laboratory, ICRF Oncology Group, RPMS, Hammersmith Hospital, Du Cane Road, London W12 ONN, United Kingdom

There have been great advances in our understanding of the molecular basis of human cancer over the last five years, and now some of our knowledge is being put to practical use in the clinic. Laboratories around the world are exploiting the technology in many different ways (Table 1).

Table 1 Oncogenes and human cancer

1. Understanding basic biology of oncogene action
    (a) dominant oncogene products as components of signal transduction pathways
    (b) tumour suppressor gene products as negative transcription regulators and cell cycle control factors
2. Utility of oncogenes and their products as diagnostic markers
    (a) Ki-*ras* mutations in pancreatic cancer
    (b) p53 mutant protein in many human cancers
3. Utility of oncogenes and their products as prognostic markers
    (a) c-*erb*B-2 amplification/overexpression in breast and ovarian cancers
    (b) N-*myc* amplification in neuroblastoma
    (c) *ras* mutations in non-small cell lung carcinomas
4. Exploitation of oncogenes and their products as therapeutic targets
    (a) antisense inhibition of oncogene expression
    (b) mutant EGF receptors in brain tumours as immune targets
    (c) tumour suppressor genes for gene therapy

The growth factor receptors are particularly appealing targets for therapy because of their location at the surface of the cell where they are accessible for interaction with immunological reagents or small molecular weight drugs including agents designed to inhibit dimerisation. Encouraging results have been obtained with several of the approaches, and a monoclonal antibody against ERBB2 has entered clinical trial for the treatment of breast cancer.

In the context of cancer, novel sequences are generated from within the cell by mutational process such as chromosomal translocation or rearrangement. In a number of cases such mutations are known to produce novel fusion proteins with transforming properties (for instance, $p210^{bcr\ abl}$). Mutational processes which result in single point mutations can lead to activation of some protooncogenes producing dominantly acting, transforming alleles (for instance, ras oncogenes).

Detailed knowledge of the sequence rearrangements which occur offers an opportunity to design antisense agents to block the expression of the aberrant new allele. Examples of this would include t(9;22) (the Ph chromosome), which gives rise to the fusion gene *bcr-abl* in chronic myelogenous leukaemia and in some forms of acute lymphocytic leukaemia. Based on the work of Szczylik *et al.* (1991) and others, antisense therapy has its first clinical application within the context of a bone marrow-purging programme in the treatment for Ph-positive leukaemia.

Other specific translocations have also been identified which offer potential targets for an antisense approach. These include the t(14;18) in B-cell lymphoma, where a *bcl-2/immunoglobulin* gene function is formed. Also the t(15;17) in acute promyelocytic leukaemia where the genes for the retinoic acid receptor alpha and the zinc finger protein PML become fused.

Many genes involved in cancer exert their effect by overexpression, or temporarily inappropriate expression, while their genes products are structurally normal. These could all be considered as potential targets. Examples include *c-fos*, *c-myc*, *N-myc*, *c-erbB-2* and the nucleolar antigen p120. Other genes of this category would include those capable of participating in autocrine and paracrine signalling loops. Proteins such as the fibroblast growth factors, the haemopoietic colony-stimulating factors, interleukins and of course their respective receptors fall into this class. Antisense approaches have been used to down-modulate the expression of several genes *in vitro*, including some of the above examples (Dolnick, 1991; Hélène & Toulmé, 1990; Stein & Cohen, 1988).

There are important caveats to the notion that a single gene product provides a clinically useful target. The cancer cell is often not the end-point of a strict linear pathway. Carcinogenesis is a dynamic process involving clonal evolution and tumour heterogeneity. For example, the acquisition of a particular activated oncogene may be an important event during tumour initiation or establishment, but may no longer be required for the survival of a fully malignant metastatic cell. The window of opportunity for intervention with an agent designed to interfere with that oncogene may have passed, possibly years previously, during the pre-clinical phase of the disease. We are not yet at a stage where we can say how great a potential problem this will be. The first goal of this technology is to identify which oncogenes are dominant and thus present themselves as useful therapeutic targets.

A further caveat to the potential application of nucleic acid-based strategies is the fact that many human tumours arise because of a reduction or complete loss of specific gene expression rather than overexpression. Most tumour suppressor genes are probably inappropriate candidates for strategies which seek to nullify gene expression. However, the identification of dominant negative mutations in some genes such as p53 and the recognition of genes which encode factors which reduce tumour suppressor activity (for instance MDM2 which can bind p53) may provide targets for intervention.

The new understanding of the connections of ras proteins in signal transduction pathways in normal and transformed cells opens up new avenues for exploration of therapeutic strategies (Table 2). The major interest of our laboratory is in the use of antisense nucleic acids to inhibit expression of oncogenes. Most work has been done on synthetic oligonucleotides which now show considerable promise as therapeutic agents (Stein & Cohen, 1988; Tidd, 1991; Uhlmann & Peyman, 1990; Calabretta, 1991; Dolnick, 1991), particularly those

---

Table 2 Potential strategies using mutant ras as therapeutic target

---

1. Interference with synthesis of ras p21
    - antisense oligonucleotides
    - antisense RNA
2. Interference with processing of ras p21
    - inhibitors of lipid modification
3. Interference with GnP exchange
    - GNRP antagonists
    - GnP analogues
    - ? nucleoside diP kinase antagonists
4. Interfere with ras-GAP/NF1 interactions
    - protein kinase C inhibitors
    - lipid modifiers
    - GAP analogues
5. Competition for GAP/NF1 binding
    - rap1A upregulation
6. Exploitation of mutant ras peptide/MHCI complexes as immune targets

---

with modified linkages that protect against nuclease attach even in vivo (Agrawal et al., 1992). They can be used to inhibit specifically the expression of a mutant ras allele (Saison-Behmoaras et al., 1991; Chang, et al., 1991) which obviously has significance for many human tumours, and their major limitation for potential clinical application is the current cost of their manufacture. We are examining the use of retroviral vectors for expression of antisense sequences in a 'gene therapy' approach for the treatment of human cancer and developing systems for targeted expression in particular (tumour) tissues. Certainly such antisense RNA techniques (Takayama & Inouye, 1990) can be highly effective in suppressing gene expression and have already been used to revert ras transformation of human carcinoma cells in vitro (Mukhopadhyay et al., 1991).

Other levels at which ras transformation might be attacked (Table 2) include inhibition of the complex C-terminal processing required for ras p21 attachment to membranes elucidated by Hancock and colleagues

(Gutierrez et al., 1989; Hancock et al., 1989, 1990; Jackson et al., 1990) and already lovastatin, a cholesterol biosynthesis inhibitor, has been shown to be effective both *in vitro* (DeFeo-Jones et al., 1991) and *in vitro* (Sebti et al., 1991). This lead compound may be the model for less toxic derivatives that are equally effective in inhibiting *ras* action. Short peptides incorporating the typical CAAX motif of *ras* p21 are also effective in competing for the enzyme system responsible for farnesylation (Reiss et al., 1990), and it might be possible to engineer non-peptide molecules that mimic these peptides for therapeutic use.

Wright and colleagues have explored the potential of GTP derivatives that might interfere with *ras* function (Noonan et al., 1991) but it is not yet possible to predict the utility of this strategy.

Several approaches to gene therapy for cancer are being investigated. Our own studies focus on virally directed enzyme prodrug therapy which involves the delivery of suicide or 'Trojan horse' vectors to tumours and certain normal cells. This entails coupling a promoter region of a gene expressed in cancer cells with a non-mammalian enzyme that can activate a prodrug to a cytotoxic agent (Huber et al., 1991).

The transcriptional regulatory sequences of carcinoembryonic antigen (implicated in colorectal cancer), tyrosinase (melanoma), c-*erb*B-2 (breast, pancreatic and gastric cancer) and fetoprotein (hepatoma) have been coupled to the genes for several drug activating enzymes. One of the most versatile enzymes is cytosine deaminase, found in fungi and bacteria, which converts the antifungal drug flucytosine to the much more toxic fluorouracil (Mullen et al., 1992). Other candidates include herpes simplex thymidine kinase and linamarase.

A second approach is to use lymphocytes that home in on tumours as vehicles for delivering a biological payload to the tumour. Tumour infiltrating lymphocytes (TIL) can be harvested from tumour biopsy specimens, grown *in vitro* and infected with suitable retroviruses containing human cytokine genes (Rosenberg et al., 1990). Lymphocytes that have been successfully transduced are selected and their population expanded for reintroduction into the patient. Tumour necrosis factor, interferon alpha, and interleukin 2 have already been expressed and secreted in high concentrations within certain tumours. These agents are toxic when given systemically and so production at high concentration within the tumour is an attractive goal. As yet, however, there is little evidence that cytokine-secreting TIL perform any more effectively than the parent cells (Rosenberg, 1992).

Modifying the immunogenicity of tumour cells by inserting genes encoding either cytokines or the products of the major histocompatibility complex can circumvent the problem of the weak immunogenicity of many animal tumour systems. Encouraging results have been obtained by expression of the IL-2 gene in a mouse colon cancer model (Fearon et al., 1990) and of the IL-4 gene in a mouse renal cancer model (Golumbek et al., 1991). Many clinical studies of genetic immunomodulation are currently underway, particularly in those diseases in which powerful immune responses have been detected, such as melanoma and renal cell carcinoma.

Perhaps the most exciting of future possibilities for genetic intervention in cancer is the direct manipulation of oncogenes or tumour suppressor genes. Although cancer is a multigene disorder (with five to six genetic changes needed to induce malignancy; Keller et al., 1990) some genes may be critical at particular stages and reversal or blockade of a single event may be therapeutically useful. The restoration of tumour suppressor gene function has proved an effective strategy for reversing the malignant phenotype in vitro, but we do not yet have good methods to control the quantity of protein produced and overproduction could adversely affect normal tissue.

A decade ago it would have been inconceivable that we would now know enough about the molecules of cancer to consider genetic intervention, but a decade from now cancer centres may be offering gene therapy as an effective systemic treatment along with surgery, radiotherapy and chemotherapy.

REFERENCES

Agrawal, S., Temsamani, J. & Tang, J.Y. (1992): Pharmacokinetics, biodistribution and stability of oligodeoxynucleotide phosphorothioates in mice. *Proc. Natl. Acad. Sci. USA* 88, 7595-7599.

Calabretta, B. (1991): Inhibition of protooncogene expression by antisense oligodeoxynucleotides: biological and therapeutic implications. *Cancer Res.* 51, 4505-4510.

Chang, E.H., Miller, P.S., Cushman, C., et al., (1991): Antisense inhibition of ras p21 expression that is sensitive to a point mutation. *Biochemistry* 30, 8283-8286.

DeFeo-Jones, D., McAvoy, E.M., Jones, R.E., et al., (1991): Lovastatin selectively inhibits ras activation of the 12-0-tetradecanoylphorbol-13-acetate response element in mammalian cells. *Mol. Cell. Biol.* 11, 2307-2310.

Dolnick, B.J. (1991): Antisense agents in cancer research and therapeutics. *Cancer Invest.* 9, 185-194.

Fearon, E.R., Pardoll, D.M., Itaya, T., et al., (1990): Interleukin-2 production by tumour cells bypasses T helper function in the generation of an antitumour response. *Cell* 60, 397-403.

Golumbek, P.T., Lazenby, H.I., Jaffee, L.M., et al., (1991): Treatment of established renal cancer by tumour cells engineered to secrete interleukin-4. *Science* 54, 713-716.

Gutierrez, L., Magee, A.I., Marshall, C.J. & Hancock, J.F. (1989): Post-translational processing of $p21^{ras}$ is two-step and involves carboxymethylation and carboxy-terminal proteolysis. *EMBO J* 8, 1093-1098.

Hancock, J.F., Magee, A.I., Childs, J.E. & Marshall, C.J. (1989): All ras proteins are polyisoprenylated but only some are palmitoylated. *Cell* 57, 1167-1177.

Hancock, J.F., Paterson, H. & Marshall, C.J. (1990): A polybasic domain or palmitoylation is required in addition to the CAAX motif to localise p21^{ras} to the plasma membrane. *Cell* 63, 133-139.

Hélène, C. & Toulmé, J.J. (1989): Control of gene expression by oligodeoxynucleotide covalently linked to intercalating agents and nucleic acid-cleaving reagents. In *Oligodeoxynucleotides Antisense Inhibitors of Gene Expression*, ed. J.A. Cohen, pp. 137-172.

Huber, B.E., Richards, C.A., Krenitsky, T.A. (1991): Retroviral-mediated gene therapy for the treatment of hepatocellular carcinoma: an innovative approach for cancer therapy. *Proc. Natl. Acad. Sci. USA* 88, 8039-3043.

Jackson, J.H., Cochrane, C.G., Bourne, J.R., Solski, P.A., Buss, J.E. & Der, C.J. (1990): Farnesol modification of Kirsten-ras exon 4B protein is essential for transformation. *Proc. Natl. Acad. Sci. USA* 87, 3042-3046.

Keller, A.I., Kayomarsi, K., Hryan, J., Pardee, A.B. (1990): An efficient deletion mutant packaging system for defective herpes simplex virus vectors: potential applications to human gene therapy and neuronal physiology. *Proc. Natl. Acad. Sci. USA* 87, 8950-8954.

Mukhopadhyay, T., Tainsky, M., Cavender, A.C. & Roth, J.A. (1991): Specific inhibition of K-ras expression and tumorigenicity of lung cancer cells by antisense RNA. *Cancer Res.* 51, 1744-1748.

Mullen, C.A., Kilstrup, M., and Blaese, R.M. (1992): Transfer of the bacterial gene for cytosine deaminase to mammalian cells confers lethal sensitivity to 5-fluorocytosine: a negative selection system. *Proc. Natl. Acad. Sci. USA* 89, 33-37.

Noonan, T., Brown, N., Dudycz, L. & Wright, G. (1991): Interaction of GTP derivatives with cellular and oncogenic ras p21 proteins. *J. Med. Chem.* 34, 1302-1307.

Reiss, Y., Goldstein, J.L., Seabra, M.C., Casey, P.J. & Brown, M.S. (1990): Inhibition of purified p21^{ras} farnesyl: protein transferase by Cys-AAX tetrapeptides. *Cell* 62, 81-88.

Rosenberg, S.A., Aebersold, P., Cornetta, K., *et al.*, (1990): Gene transfer into humans: immunotherapy of patients with advanced melanoma using tumour infiltrating lymphocytes modified by retroviral gene transduction. *N. Engl. J. Med.* 323, 570-578.

Rosenberg, S.A. (1992): Gene therapy for cancer. *JAMA* 268, 2416-2419.

Saison-Behmoaras, T., Tocque, B., Rey, I., Chassignol, M., Thuong, N.T. & Hélène, C. (1991): Short modified antisense oligonucleotides directed against Ha-ras point mutation induced selective cleavage of the mRNA and inhibit T24 cells proliferation. *EMBO J.* 10, 1111-1118.

Sebti, S.M., Tkalcevic, G.T. & Jani J.P. (1991): Lovastatin, a cholesterol biosynthesis inhibitor, inhibits the growth of human H-*ras* oncogene transformed cells in nude mice. *Cancer Comm.* 3, 141-147.

Stein, C.A. & Cohen, J.S. (1988) Oligodeoxynucleotides as inhibitors of gene expression: a review. *Cancer Res.* 48, 2659-2668.

Szczylik, C., Skorski, T., Nicolaides, N.C., Manzella, L., Malaguarnera, B. (1991): Selective inhibition of leukaemia cell proliferation by BCR-ABL antisense oligodeoxynucleotides. *Science* 253, 562-565.

Takayama, K.M. & Inouye, M. (1990): Antisense RNA. *Crit. Rev. Biochem. Mol. Biol.* 25, 155-184.

Tidd, D.M. (1991): A potential role for antisense oligonucleotide analogues in the development of oncogene-targeted cancer chemotherapy. *Anticancer Res.* 10, 1169-1182.

Uhlmann, E. & Peyman, A. (1990): Antisense oligonucleotides: a new therapeutic principle. *Chemical Rev.* 4, 543-584.

Traitement par l'acide tout-trans rétinoïque dans la leucémie aiguë promyélocytaire : résultats cliniques et comportements cellulaires

Laurent Degos

INSERM U 93, Service clinique des maladies du sang, Hôpital Saint-Louis, 1, avenue Claude-Vellefaux, 75010 Paris, France

RESUME :
L'effet de l'acide tout-trans rétinoïque (ATRA) dans la leucémie aiguë promyélocytaire est le premier modèle de différenciation de la cellule maligne. Les cellules malignes s'engagent vers la mort programmée et disparaissent progressivement. Le bénéfice majeur est la correction de la fibrinolyse primaire. Le syndrome adverse d'activation leucocytaire pourrait être du à la sécrétion de TNFα IL1β et IL6 par la cellule maligne. La stratégie thérapeutique proposée associe l'apport d'ATRA et la chimiothérapie permettant d'obtenir 87 % de survie sans rechute après rémission complète.

Après avoir reconnu par des cultures à court terme de cellules leucémiques l'effet spécifique de l'acide rétinoïque sur les cellules provenant de malades atteints de leucémie aiguë promyélocytaire en induisant une différenciation des cellules malignes, Christine Chomienne (Chomienne et al, 1990) a montré la supériorité de l'acide tout-trans rétinoïque par rapport aux autres dérivés (13-cis) ou métabolites (4 OXO).
Wang Zhen Yi (Huang et al, 1988) a rapporté le premier l'efficacité de différentes doses d'acide tout trans rétinoïque (30 à 100 mg/m2/jour) chez les patients traités au moment du diagnostic, obtenant 23 rémissions complètes parmi 24 malades. En France nous avons retrouvé la même efficacité chez les malades en première rechute avec 95 % de rémissions complètes (Degos et al, 1990). Par la suite des résultats similaires ont été obtenus aux Etats-Unis, au Japon et en Italie. Plus de 1500 malades atteints de leucémie aiguë promyélocytaire sont déjà traités de par le monde avec la même efficacité pour obtenir des rémissions complètes (Warrell et al, 1993).

I - PREMIER MODELE DE TRAITEMENT PAR DIFFERENCIATION DE LA CELLULE LEUCEMIQUE

La particularité du traitement des leucémies aiguës promyélocytaires par l'acide tout trans rétinoïque est l'obtention de rémissions complètes après maturation des cellules malignes (Castaigne et al, 1990). Cette différenciation terminale est prouvée par la présence de corps d'Auer dans les cellules au cours de leur maturation. Une population intermédiaire ayant à la surface à la fois des marqueurs matures et immatures se

retrouve durant les 3ème et 4ème semaines de traitement (Warrell et al, 1991). Enfin, par hybridation in situ utilisant des sondes spécifiques du chromosome 17, la maturation du clone leucémique a été visualisée (Warrell et al, 1991). La différenciation progressive des cellules malignes en cellules granulocytaires matures est suivie par la disparition des cellules anormales et l'apparition simultanée de cellules normales dans la moelle. Au moment de la rémission complète, des études cytogénétiques montrent que la translocation (15;17) n'est plus détectée confirmant que seules les cellules normales se multiplient (Castaigne et al, 1990).
La rémission complète est obtenue sans phase aplasique et ainsi la plupart des malades sont hospitalisés moins d'une semaine, ne nécessitent pas de transfusions, de conditions stériles ou d'apport d'antibiotiques. Ce traitement par différenciation de la cellule maligne, sans aplasie, a aboli le dogme de l'irréversibilité de la cellule maligne.

Le bénéfice majeur est la correction rapide des troubles de coagulation :
Une fréquence élevée de mort précoce entre 10 et 30 % des malades atteints de leucémie aiguë promyélocytaire était généralement notée avant ou pendant le traitement antimitotique, due à un syndrome hémorragique qui est amplifié par chimiothérapie. Le traitement par acide rétinoïque fait disparaître très rapidement ce syndrome hémorragique. En quelques heures le fibrinogène remonte à un taux normal. Dans des cas d'extrême gravité, avec hémorragie cérébrale ou pulmonaire, l'apport d'acide rétinoïque a restauré une hémostase normale et sauvé les malades (Dombret et al, 1992) Une étude plus précise des troubles de coagulation a distingué deux types d'anomalies : d'une part une coagulation intra-vasculaire disséminée et d'autre part une fibrinolyse primaire. Le syndrome de coagulation intra-vasculaire disséminée est modéré puisque le facteur V et le temps de prothrombine ne sont que peu perturbés, et il existe des taux normaux d'anti thrombine III et de protéine C. Cependant il est confirmé par la présence de complexes thrombine - anti thrombine, de fragments 1+2 de la prothrombine, et par la mise en évidence de D-dimères.
Par contre le désordre majeur est une fibrinolyse primaire avec une baisse d'activité des inhibiteurs de la fibrinolyse (inhibiteurs de l'activateur du plasminogène et alpha-2 anti plasmine). En fait il s'agit d'une protéolyse qui inclue bien d'autres protéines dont le facteur XIII (avec la présence de sous-unités A et S) et le facteur Von Willebrand (Dombret et al, 1993). On retrouve dans le sang des malades une activité très élevée des enzymes lysozomiaux contenus dans les granules des promyélocytes comme l'élastase.
Le traitement par acide tout trans rétinoïque corrige très rapidement la protéolyse, la fibrinolyse, mais ne corrige que très peu la coagulation intra-vasculaire disséminée (Dombret et al, 1993). Le syndrome hémorragique étant du à la fibrinolyse, celui-ci se répare très rapidement tandis qu'il persiste une activité pro-coagulante qui peut durer pendant le premier mois de traitement. Les malades n'ont plus de tendance hémorragique mais par contre sont très sensibles aux thromboses.

Le syndrome d'acide rétinoïque, un effet adverse jusqu'alors inconnu :
L'acide tout trans rétinoïque certes ne donne pas d'hypoplasie mais au contraire fait augmenter le taux des globules blancs. Une hyperleucocytose survient chez 30 % des malades traités au moment du diagnostic et chez 15 % de ceux traités au moment de la première rechute. Durant cette hyperleucocytose il existe un risque de mortalité au cours d'un "syndrome clinique d'acide rétinoïque" composé de fièvre, de détresse respiratoire, puis d'insuffisance rénale et de coma (Castaigne et al, 1990 ; Warrell et al,

1991). L'hyperleucocytose n'est pas un reflet de la résistance, les cellules sont des cellules en voie de maturation et les patients qui ont survécu ont obtenu une rémission complète sous traitement d'acide rétinoïque. Ce syndrome peut apparaitre dès le premier jour de traitement et le risque persiste jusqu'à la troisième semaine. En France nous avons trouvé une parfaite corrélation entre ce risque et la présence d'hyperleucocytose, c'est pourquoi nous proposons d'apporter une chimiothérapie dès que l'on voit une élévation des globules blancs. Au Japon il existe des cas d'hyperleucocytose mais le syndrome clinique n'est pas connu, tandis qu'en Chine il n'existe ni hyperleucocytose, ni syndrome d'acide rétinoïque. Aux Etats-Unis il est préféré de traiter ces patients par des corticostéroïdes dès que les signes apparaissent plutôt que de les prévenir par chimiothérapie précoce.

Sylvie Castaigne (Castaigne et al, 1993, soumis) a proposé de traiter les patients avec des doses plus faibles d'acide rétinoïque (25 mg/m2 et même 15 mg/m2). Il n'y a pas de réduction de fréquence de l'hyperleucocytose ni du syndrome d'acide rétinoïque.

Carolline Dubois (Dubois et al, 1993, soumis) a reconnu une expression et une sécrétion élevée d'IL1b, de TNFa et d'IL6 des cellules de leucémie aiguë promyélocytaire en culture, tandis que des facteurs de croissance (IL3, G-CSF, GM-CSF) ne sont pas exprimés. Ce profil particulier pourrait expliquer une activation leucocytaire et le syndrome clinique.

Stratégie thérapeutique et résultats :

Ce traitement permet d'obtenir un taux élevé de rémissions complètes en réduisant la mortalité précoce par correction rapide du syndrome hémorragique. Cependant les rechutes sont fréquentes par acquisition d'une résistance très probablement due à l'induction de mécanismes catabolites. Par exemple l'activité de l'enzyme 4-OH-hydroxylase du cytochrome P450 est amplifiée et la protéine CRABP est exprimée (Cornic et al, 1992), ces produits provoquant pour l'un le catabolisme de l'acide tout trans rétinoïque et pour l'autre sa capture dans le cytoplasme.

C'est pourquoi nous avons proposé comme stratégie de traitement pour les leucémies aiguës promyélocytaires l'apport d'acide tout trans rétinoïque en premier pour éviter les morts précoces et obtenir facilement une rémission complète, puis la prescription de chimiothérapie pour maintenir la rémission complète.

Un essai pilote a débuté en 1990 avec cette association des deux traitements pour des malades nouvellement atteints. Les résultats révèlent 95 % de rémission complète, 87 % de survie sans rechute et 77 % de survie sans évènement à 20 mois (Fenaux et al, 1992). La chimiothérapie seule, dans des essais précédents, obtenait 80% de rémission complète, 59 % de survie sans rechute et 48 % de survie sans évènement.

En avril 1991 nous avons débuté un essai thérapeutique comparant l'effet de la chimiothérapie conventionnelle à l'association d'acide tout trans rétinoïque et de chimiothérapie. Cet essai a été arrêté 18 mois plus tard en raison de la différence importante entre les deux bras. L'apport d'acide tout trans rétinoïque permet d'une part d'augmenter le taux de rémissions complètes (91 % versus 81 %) et surtout de diminuer la fréquence des rechutes (10 % versus 25 %). Ainsi le critère majeur qui était la survie sans évènement est très significativement différent dans la cohorte des malades ayant reçu de l'acide tout trans rétinoïque (Fenaux et al, 1993).

Peut-on prédire l'effet de l'acide tout trans rétinoïque ?

Le diagnostic morphologique (type M3 de la classification FAB) est déjà un élément important dans la prédiction de l'effet de l'acide tout trans rétinoïque. Ce diagnostic est conforté par la présence de la translocation t(15;17). Cependant parfois le diagnostic peut être difficile. La différenciation au cours des cultures in vitro en présence de l'acide tout trans rétinoïque est parfaitement corrélée avec les résultats cliniques (Chomienne et al, 1990).

Hughes de Thé présentera les résultats de biologie moléculaire dans un chapitre suivant, expliquant qu'il existe dans cette maladie un réarrangement dû à la translocation t(15;17) entre les gènes PML du chromosome 15 et RAR du chromosome 17 (Chomienne et al, 1990 ; de Thé et al, 1990). Sylvie Castaigne a mis au point une technique par amplification génique du cDNA complémentaire du RNA de fusion PML-RAR (Castaigne et al, 1992). Il existe une corrélation totale entre la présence de ce transcript de fusion et la sensibilité à l'acide tout trans rétinoïque. Il s'agit là du premier modèle donnant une corrélation entre un défaut génétique et un effet thérapeutique.

La présence de ce transcript de fusion est plus sensible que le résultat du caryotype. En effet quelques patients ayant apparemment un caryotype normal mais présentant ce réarrangement ont répondu cliniquement à l'acide tout trans rétinoïque.

II - MODIFICATIONS DES COMPORTEMENTS CELLULAIRES

A - Arrêt de maturation des cellules leucémiques :

In vivo on remarque bien que les cellules malignes sont arrêtées à un degré de maturation déjà engagé au stade promyélocytaire. Généralement il existe une leucopénie dans le sang périphérique. Des taux élevés des activités d'enzymes intracellulaires (élastase, protéase, cathepsine) sont détectés dans le sang (Dombret et al, 1993, soumis). Ceci fait penser qu'il existe non seulement un arrêt de maturation mais aussi une lyse cellulaire importante. Des études par transfection génique du gène hybride PML/RAR ont été faites dans la cellule HL60 en collaboration avec Farzin Farzeneh. Les résultats révèlent que la lignée HL60 peut encore être différenciée par des agents inducteurs comme le DMSO (différenciation en granulocytes) ou par le TPA (différenciation en monocytes) mais par contre ne peut plus avoir de différenciation granulocytaire en présence d'acide rétinoïque. Ainsi HL60 non transfecté par PML/RAR est différenciable en granulocyte par l'acide tout trans rétinoïque, tandis qu'après l'apport de ce gène hybride la maturation est arrêtée malgré la présence d'acide rétinoïque (Rousselot et al, 1992). Ce gène hybride PML/RAR bloque donc une des voies inductibles de maturation. Ceci peut expliquer l'arrêt de maturation des cellules leucémiques si l'acide rétinoïque joue un rôle physiologique important dans la différenciation granulocytaire..

B - Effet de l'acide tout trans rétinoïque au niveau cellulaire :

Par ces mêmes expériences de transfection génique la cellule HL60 peut se différencier lorsque la concentration d'acide tout trans rétinoïque est augmentée. Donc à des concentrations élevées, pharmacologiques, d'acide rétinoïque le blocage de maturation est levé.

Au sein de la cellule, le produit PML/RAR se trouve localisé dans un compartiment différent de celui de PML lui-même ou de RAR. En effet, ces deux molécules (PML et RAR) sont normalement situées dans le noyau. La molécule hybride est translocalisée dans le cytoplasme. L'apport d'acide tout trans rétinoïque permet de remettre le produit hybride au sein du noyau (Kastner et al, 1992). Ce produit retrouvant le site normal de son action, doit pouvoir agir à nouveau.

L'apport de l'acide tout trans rétinoïque permet aussi une meilleure survie de la cellule. En culture in vitro, les cellules prolifèrent en présence d'acide rétinoïque alors qu'elles meurent sans acide rétinoïque. In vivo, on sait qu'il y a arrêt de relarguage d'enzymes intra-cellulaires et une augmentation du nombre des cellules dans le sang sous traitement, deux arguments en faveur d'une meilleure survie cellulaire. Non seulement la cellule vit mieux, mais encore elle s'engage vers la différenciation et la mort cellulaire. Non avons reconnu qu'il existe une modulation rapide de l'expression de la protéine bcl-2 sous effet de l'acide tout trans rétinoïque in vitro (Barbey et al, 1992). La baisse d'expression de bcl-2 s'accompagne d'une progressive insensibilité aux facteurs de croissance comme le G-CSF. Ainsi la cellule s'engage vers la différenciation, met en place son programme de mort cellulaire et devient insensible aux facteurs de croissance.

Tous ces éléments sont comme les pièces d'un puzzle, encore disparates, mais qui nous mèneront à une meilleure compréhension du mécanisme d'action de l'acide tout-trans rétinoïque dans cette leucémie aiguë.

S'il reste encore des inconnues pour pouvoir faire le lien entre ces différents résultats, on peut déjà remarquer que la cellule reprend sa vie biologique normale la conduisant à sa mort supprimant l'effet délétère de la molécule de fusion PML/RAR.

III - CONCLUSION :

Le traitement par acide tout trans rétinoïque dans le cas de la leucémie aiguë promyélocytaire est le premier modèle de traitement par différenciation de la cellule maligne (Degos, 1993). Ce traitement apporte un bénéfice non seulement sur la qualité de vie, mais aussi sur la quantité de vie comme cela a été prouvé par des essais thérapeutiques. Pour la première fois il existe une relation totale entre un défaut génétique et un effet thérapeutique.

Au niveau cellulaire, la présence d'un produit anormal est associée à un défaut de maturation. Certains éléments permettrent de mieux comprendre l'effet thérapeutique notamment l'engagement vers la mort cellulaire de la cellule maligne, et donc sa disparition.

Ainsi, la malignité n'est pas un état irréversible.

Ce type de traitement par différenciation cellulaire est une arme supplémentaire contre le cancer et l'association d'agents différenciants et d'antimitotiques ouvre des perspectives nouvelles.

REFERENCES

Castaigne, S., Chomienne, C., Daniel M.T. et al (1990): All-trans retinoic acid as a differentiation therapy for acute promyelocytic leukemia. I. Clinical results. *Blood, 76: 1704-1709*

Castaigne, S., Balitrand, N., de Thé, H. et al (1992): A PML-RAR alpha fusion transcript is constantly detected by RNA based polymerase chain reaction in acute promyelocytic leukemia. *Blood, 79 : 3110-3115*

Chomienne, C., Barbey, S., Balitrand, N et al (1992): Regulation of Bcl-2 and cell death by all trans retinoic acid in acute promyelocytic leukemic cells. *AACR Abstract*.

Chomienne, C., Ballerini, P., Balitrand, N. et al (1990): All-trans retinoic acid in acute promyelocytic leukemias. II. In vitro studies : structure-function relationship. *Blood, 76 : 1710-1717*

Chomienne, C., Ballerini, P., Balitrand, N. et al (1990): The retinoic acid receptor alpha gene is rearranged in retinoic acid-sensitive promyelocytic leukemias. *Leukemia, 4 : 802-807*

Cornic, M., Delva, L., Guidez, F. et al (1992): Induction of retinoic acid binding protein in normal and malignant human myeloid cells by retinoic acid in AML3 patients. *Cancer Res. 52 : 3329-3334*

Degos, L., Chomienne, C., Daniel, M.T. et al (1990): Treatment of first relapse of acute promyelocytic leukemia using all trans retinoic acid : a model for differentiation therapy. *Lancet, 336, ii : 1440-1441*

Degos, L. (1993) : Differentiation therapy and leukemia. Annual Guest Lecture, Leukaemia Research Fund (UK) *Leukemia (in press)*

de Thé, H., Chomienne, C., Lanotte, M. et al (1990): The t(15;17) translocation of acute promyelocytic leukemia fuses the retinoic acid receptor alpha gene to a novel transcribed locus. *Nature, 347 : 558-561*

Dombret, H., Sutton, L., Duarte, M. et al (1992): Combined therapy with all-trans retinoic acid and high-dose chemotherapy in patients with hyperleukocytic leukemia and severe visceral hemorrhage. *Leukemia, 6 : 1237-1242*

Dombret, H., Scrobohaci, M.L., Ghorra, P. et al (1993): Coagulation disorders associated with acute promyelocytic leukemia : Corrective effect of all-trans retinoic acid treatment. *Leukemia , 7 : 2 - 9*

Fenaux, P., Castaigne S., Dombret, H. et al (1992): All trans retinoic acid followed by intensive chemotherapy gives a high complete remission rate and may prolong remissions in newly diagnosed acute promyelocytic leukemia : A pilot study on 26 cases. *Blood, 80: 2176-2181*

Fenaux, P., Robert, M.C., Castaigne, S. et al (1993): A multicenter trial comparing all-trans retinoic acid plus chemotherapy and CT alone in newly diagnosed acute promyelocytic leukemia. *ASCO Abstract*

Huang, M.E., Ye, H.C., Chen, S.R. et al (1988): Use of all-trans retinoic acid in the treatment of acute promyelocytic leukemia. *Blood, 72 : 567-572*

Kastner, P., Perez, A., Lutz, Y., et al (1992): Structure, localization and transcriptional properties of two classes retinoic acid receptor alpha fusion proteins in acute promyelocytic leukemia (APL) : structural similarities with a new family of oncoproteins. *Embo J., 11 : 629-942*

Rousselot,P., Hardas, B., Castaigne et al (1992) : The PML/RARalpha gene product of the t(15;17) translocation inhibits retinoic acid induced granulocytic differentiation. *Blood, Abstract ,80 : 255a*

Warrell, R.P., de Thé, H., Wang, Z.Y., Degos, L. (1993): Advances in biology and treatment of acute promyelocytic leukemia. *New Engl J. Med (in press)*

Summary

All-trans retinoic acid (ATRA) in acute promyelocytic leukemia (APL) is the first model of differentiation therapy in malignancies. Malignant cells are engaged in the cell death program and progressively disappear. The main effect is a rapid corection of the primary fibrinolysis. The hyperleucocytosis and the leucocyte activation are adverse effects which could be related to the secretion of IL1β, TNFα and IL6 by malignant cells. The proposed strategy for the treatment of APL is the association of ATRA first and a chemotherapy after complete remission which gives 87 % of disease free survival in an European randomized trial.

De la Recherche Oncologique à l'Innovation Thérapeutique. Eds P. Tambourin, M. Boiron. Colloque INSERM/ John Libbey Eurotext Ltd. © 1993, Vol. 230, pp. 41-48.

Génétique moléculaire des leucémies aiguës promyélocytaires : la translocation t(15, 17)

Hugues de Thé* et Anne Dejean**

*CNRS U 43, Hôpital Saint-Louis, Paris et **INSERM U 163, Biologie moléculaire des infections virales et cancérogénèse, Institut Pasteur, Paris, France*

Résumé. L'importance de la leucémie aigüe promyélocytaire (LAM) comme modèle provient des liens étroits entre la biologie moléculaire et la clinique. Cliniquement, la réponse de cette maladie à l'acide rétinoïque est l'une des illustrations les plus frappantes de thérapeutique par la différenciation. Même si les LAM demeurent à ce jour une maladie isolée, l'induction de la différenciation par les rétinoïdes ne nécessite pas la présence d'altération de structure du récepteur. Il est donc plausible que l'acide rétinoïque ait des effets semblables dans d'autres cancers. Au niveau moléculaire, les LAM représentent le premier exemple d'un récepteur nucléaire altéré comme base moléculaire d'un cancer humain et le premier cas d'une thérapeutique spécifiquement ciblée sur une lésion génétique. Pourtant, un récepteur hormonal altéré comme base de la sensibilité à l'hormone reste un phénomène incompris et hautement paradoxal.

LES TRANSLOCATIONS DANS LES LEUCEMIES

Les translocations chromosomiques sont souvent observées dans les leucémies où elles semblent contribuer à la carcinogénèse (Sawyers et al., 1991; Solomon et al., 1991). La caractérisation moléculaire de ces translocations a montré que celles-ci induisaient soit une dérégulation de l'expression d'un oncogène, soit la fusion de deux gènes, fusion qui conduit à la synthèse d'une protéine chimère douée de nouvelles propriétés fonctionnelles (Cleary 1991; Rabbitts, 1991). Une translocation réciproque et équilibrée t(15,17)(q22;q11.2-12) a pu être mise en évidence chez tous les patients atteints de leucémie aigüe promyélocytaire (LAM) (Rowley et al., 1977; Larson et al., 1984) Les LAM sont sensibles aux rétinoïdes *in vitro* comme *in vivo*; ceci a été un élément important pour suggérer que le récepteur a de l'acide rétinoïque a (RARa) -localisé en 17q21- pouvait être impliqué (Chomienne et al., 1990; Miller et al., 1990; Longo et al., 1990; Chang et al., 1991; Chen et al., 1990). Grâce à des stratégies de marches chromosomiques ou en utilisant RARa comme gène candidat, plusieurs groupes ont cloné les points de cassures t(15,17) et démontré que RARa était réarrangé chez tous les patients analysés (Borrow et al., 1990; de Thé et al., 1990; Alcalay et al, 1991; Lemmons et al., 1990). Les points de cassures sur le chromosome 15 étaient localisés dans un unique locus contenant un nouveau gène initialement appelé *myl* puis rebaptisé PML (pour ProMyelocytic Leukemia) (Borrow et al., 1990; de Thé et al., 1990; Alcalay et al.; 1991, Tong et al.; 1992) . La t(15,17) fusionne PML et RARa, ce qui conduit à la synthèse de deux transcrits PML/RARa et RARa/PML à partir des translocations directes et réciproques (Kakisuka et al., 1991; de Thé et al., 1991; Pandolfi et al., 1991; Kastner et al., 1992; Chang et al., 1992).

LES DEUX PROTAGONISTES: RARa ET PML

L'acide rétinoïque (AR) et les rétinoïdes sont un groupe de substances dérivées de la vitamine A douées de propriétés remarquables sur la croissance cellulaire, la différenciation et le développement embryonnaire précoce chez les vertébrés (revue de la littérature: (Roberts et al., 1984; Broockes, 1990; Tabin, 1991). L'identification des trois récepteurs nucléaires de l'acide rétinoique (RARa, b et g) et leur appartenance à la super famille des récepteurs nucléaires a conduit à une meilleure compréhension des mécanismes moléculaires par lesquels agissent les rétinoides (Petkovich et al., 1987; Giguère et al., 1987; de Thé et al., 1987; Benbrooks et al., 1988; Brand et al., 1988; Zelent et al., 1989). Les récepteurs nucléaires constituent un groupe de protéines dont la structure est très similaire et dont la fonction est de médier les effets de la transcription génique de substances telles que les stéroides, les hormones thyroidiennes et rétinoiques, les inducteurs des péroxysomes et des ligands aujourd'hui inconnus. Ces récepteurs activent ou répriment l'expression génétique -d'une manière ligand dépendante- en se liant à des séquences spécifiques des promoteurs des gènes cibles. L'anatomie moléculaire de ces récepteurs a été étudiée de manière très extensive et a mis en évidence deux domaines importants : le domaine de liaison à l'ADN constitué de doigts de zinc et le domaine de liaison à l'hormone (revues: (Evans, 1988; Beato, 1989). Les trois RARs ont des domaines de liaisons au DNA et aux rétinoides très similaires, néanmoins, leurs affinités pour l'acide rétinoique tout *trans* est comprise entre $10^{-10}M$(RARg) à $10^{-8}M$ (RARa). Certains rétinoïdes synthétiques ont une spécificité de sous-type. On ne sait pas à ce jour si ces trois récepteurs activent les même groupes de gènes.

Trois récepteurs X aux rétinoïdes (RXR a, b, g) lointainenement apparentés aux RARs et qui répondent à l'AR sans se lier à lui ont récemment été décrits (Mangelsdorf et al., 1990; Mangelsdorf et al., 1992; Leid et al., 1992). Le ligand des RXRs a été identifié: c'est l'acide 9 *cis* rétinoique, un isomère naturel de l'AR qui active aussi bien les RXRs que les RARs (Levin et al., 1992; Heyman et al., 1992), donc le 9 *cis* AR n'est pas un ligand spécifique des RXRs. La reconnaissance et la liaison de haute affinité à l'élément de réponse sur l'ADN semble être le fait d'un hétérodimère RAR/RXR, ce qui suggère que ces deux familles de récepteurs des rétinoïdes présentent une convergence fonctionnelle (Leid et al., 1992; Levin et al., 1992; Heyman et al., 1992; Yu et al., 1991). Toutefois, des gènes-cibles spécifiques des RXRs ont été identifiés, ce qui implique que les RARs et les RXRs ne sont pas fonctionnellement superposables (Mandelsdorf et al., 1991). Des différences nettes ont été observées dans la distribution tissulaire des RARs et des RXRs indiquant probablement que chaque type et sous-type contribue de manière propre à la physiologie des rétinoides (de Thé et al., 1988; Dollé et al., 1989; Mangelsdorf et al., 1992). Cependant, le contribution respective des RARs et RXRs, ainsi que celles de l'AR et du 9 *cis* AR, à la régulation de l'expression génétique demeure mal connue.

Chaque groupe de cellule produit son propre stock de rétinoides à partir du rétinol plasmatique. Ces agents sont donc des médiateurs autocrines ou paracrines plutôt que des hormones. Les systèmes enzymatiques qui assurent synthèses et dégradations -ainsi que les facteurs qui les régulent- sont très mal connus. Ces facteurs semblent extrêmement importants pour réguler l'action locale des rétinoides. Au moins trois rétinoïdes naturels semblent biologiquement actifs le *trans* AR, le 9 *cis* AR qui dérive du précédent par un isomérisation et le (Cleary, 1991;Rabbitts,1991) di-déhydroAR qui est synthétisé directement à partir du retinol (Thaller & Eichele, 1990). D'autres rétinoides naturels actifs pourraient exister. Des protéines cytoplasmiques de liaison à haute affinité (CRABPs et CRBPs, pour cytoplasmic retinoic acid (retinol) binding protein) sont également des partenaires importants dans ce sytème de transduction (Shubeita et al.). Il a été proposé que les CRABPs et les CRBPs puissent séquestrer les rétinoides dans le cytoplasme et être impliqués dans leur catabolisme. Il est important de remarquer que les gènes de la plupart des protéines impliquées dans le système rétinoïde (RARb, RARa, CRABP I et II, CRBPI et II, et une enzyme probablement impliquée dans la synthèse des rétinoides: ADH3) (Giguère et al., 1990; Duester et al., 1991; Wei et al., 1987; Smith et al., 1991; Leroy et al., 1991, de Thé et al., 1990) sont tous directement inductibles par l'AR. La complexité de ce système, aussi bien en termes de ligands que de récepteurs, rend difficile une modélisation simple de l'effet des rétinoides.

La séquence de la protéine PML présente de plusieurs domaines fonctionnels importants : une région riche en résidus de cystéine évoquant des doigts des zinc, qui pourrait correspondre à un site de liaison à l'ADN ou à l'ARN (Freemont et al., 1991), un motif de dimérisation de type "leucine-zipper" et plusieurs site consensus de phosphorylation (Kakizuka et al., 1991; de Thé et al., 1991; Pandolfi et al., 1991; Kastner et al., 1992; Chang et al., 1992; Goddart et al., 1991). Le gène PML code pour une famille de protéines qui divergent par leurs extrémités C-terminales du fait d'un épissage alternatif (Fagioli et al., 1992). PML est très homologue (dans le domaine riche en cystéine et celui de dimérisation) à des oncogènes (RFT, T18), des facteurs de transcription (RPT1) et un composant des complexes ribonucléoprotéiques identifié comme auto-antigène dans le lupus érythémateux disséminé (RO-52K). Il est intéressant de remarquer que deux membres de cette famille -tout comme PML- sont tronqués et fusionnés à d'autres gènes dans des processus oncogéniques. En immuno-fluorescence, PML présente un aspect nucléaire moucheté analogue à celui des ribonucléoprotéines. Des analyses préliminaires de la distribution tissulaire de PML suggèrent une expression ubiquitaire.

STRUCTURE DES PRODUITS DE FUSION

Puisque la t(15,17) est une translocation réciproque et équilibrée, on détecte deux gènes de fusion, correspondant aux deux points de cassure dans les cellules de patients atteints de LAM. Les premiers sont les fusions PML/RARa transcrites à partir des dérivés 15q+ (Kakizuka et al., 1991; de Thé et al., 1991; Pandolfi et al., 1991; Kastner et al., 1992). Ces protéines contiennent la région N-terminale de PML (y compris les doigts de zinc et le domaine de dimérisation) fusionnée à l'ensemble de RARa (à l'exception de la région N-terminale). Alors que les points de cassures sont étroitement regroupés sur le chromosome 17 au niveau du deuxième intron de RARa, sur le chromosome 15 les points de cassure sont regroupés au niveau du 5ème et 6ème intron ainsi que du 6ème exon. Ceci conduit donc, d'un patient à l'autre, à des protéines de fusions qui diffèrent par la longueur du segment PML. Schématiquement, chacun des points de cassures dans les introns 5 ou 6 représentent 40 à 50 % des cas ; les cassures dans l'exon 6 sont plus rares 0 à 20% des cas selon les études (Miller et al., 1992; Biondi et al., in press 1993; Castaigne et al., in press 1993; Borrow et al., 1992, in press; Pandolfi et al., 1992; Chang et al., 1992; Chen et al., 1992) Des formes de PML tronquées en C-terminal -qui pourraient avoir un rôle dans l'oncogénèse- sont également transcrites. Chez beaucoup de patients, mais pas chez tous, un ARNm transcrit du chromosome 17p+ et correspondant à une protéine RAR/PML peut être détecté par amplification enzymatique in vitro (Borrow et al., 1992; Chang et al., 1992; Alcalay et al., 1992).

ANALYSE FONCTIONNELLE DES PRODUITS DES GENES DE FUSION

Comme les propriétés transformantes des protéines de fusion n'ont pas encore été établies directement, les recherches se sont portées sur les propriétés des produits des gènes de fusion vis à vis de la transcription. RARa/PML est dépourvu de domaine fonctionnels connus; de plus l'ARN correspondant n'est détecté que chez 70% des patients (Borrow et al., 1992; Chang et al., 1992). Ceci a conduit les expérimentateurs à s'intéresser principalement aux propriétés de PML/RARa sur des éléments de réponse aux rétinoides, puisque on ne connait pas d'élément de réponse pour PML. Dans ces tests de co-transfections, PML/RARa n'est pas un RAR normal, bien que le type d'altération (répression ou hyperactivation) dépende du type d'élément de réponse, du contexte de promoteur et des cellules utilisées. L'interprétation de ces données n'est donc pas simple (Kakizuka et al., 1991; de Thé et al., 1991; Pandolfi et al., 1991; Kastner et al., 1992). Dans les blastes de LAM, la protéine PML/RARa semble être beaucoup plus abondante que le récepteur RARa sauvage. Ceci suggère que le gène de fusion puisse agir de manière dominante sur le gène normal; mais on ne sait pas encore comment cette interférence pourrait s'expliquer au niveau moléculaire. La liaison de l'AR à PML/RARa s'effectue avec une affinité correcte (Nervi et al., 1992). On a pu montrer que PML/RARa peut se dimériser en solution et lier ses éléments de réponse, contrairement à RARa dont la liaison aux sites spécifiques sur le DNA est dépendante des RXRs (Kastner et al., 1991). Il a également été proposé que PML/RARa puisse séquestrer les RXRs et donc inhiber la liaison des RARs à leurs sites (Leid et al., 1992). Dans la cellule, PML se dimérise avec PML/RARa , Kastner et al.1992). Sur des cellules transfectées, l'aspect en immunofluorescence de PML (nucléaire ponctué) tranche avec celui de PML/RARa (cytoplasmique et nucléaire en l'absence d'AR, essentiellement nucléaire après l'administration d'AR). De plus, l'expression de PML/RARa conduit à la délocalisation de PML (Kaster et al., 1992), ce qui fournit peut-être une base moléculaire à un effet dominant de PML/RARa sur PML.

Ces observations expérimentales peuvent-elles expliquer le rôle de la t(15,17) dans les LAM? Il est clair que PML/RARa doit, d'une façon ou d'une autre, agir de manière dominante sur PML, sur RAR ou sur un partenaire non identifié. Il y a des indications que l'AR pourrait être impliqué dans la différenciation promyélocytaire normale: les granulocytes surexpriment les ARNm des RARa 7; la lignée HL60 (qui correspond à une leucémie M2 de type variant) se différencie en granuleux après exposition aux rétinoides et cet effet semble être médié par RARa (Breitman et al., 1980; Collins et al., 1990). Dans l'agranulocytose congénitale, les précurseurs immatures se différencient en granuleux lorsqu'ils sont mis en culture avec de l'AR (Hassan, 1990). En admettant que l'AR induise la maturation promyélocytaire, le récepteur hybride pourrait contribuer à la leucémogénèse en antagonisant la différenciation. Une observation importante à l'appui de cette hypothèse est le blocage de la différenciation de HL60 après expression de la fusion PML/RARa (C. Chomienne and F. Farzaneh, P.G. Pelicci, communications personnelles). Une hypothèse complémentaire voudrait que PML soit un gène clef impliqué dans le contrôle de la différenciation promyélocytaire ou de la croissance cellulaire. La fusion d'un facteur de transcription au domaine de liaison à l'hormone d'un récepteur nucléaire engendre un facteur de transcription dont l'activité est devenue hormone dépendante (Eilers et al., 1989). Dans le cas présent, la fusion de PML à RARa pourrait rendre AR-dépendante l'activité de PML et inactiver le PML sauvage par hétérodimérisation.

POURQUOI L'AR DIFFERENCIE T-IL LES BLASTES DES LAM?

L'effet très spectaculaire et spécifique de l'AR sur les LAM reste très mal compris au niveau mécanistique. Le fait que des cellules de LAM portant un récepteur altéré (NB4) ou des cellules de LAM2 portant un récepteur normal (HL60) répondent à l'AR de manières comparables est très intriguant (Breitman et al., 1980; Lanotte et al., 1991). Un point fondamental à éclaircir serait de déterminer si les voies de différenciation de NB4 et de HL60 sont identiques ou si la convergence entre ces deux modèles cellulaires est fortuite. En faisant l'hypothèse que le défaut primaire est une interférence de type dominant négatif du récepteur chimère avec les RARs, on pourrait imaginer qu'à fortes doses d'AR le récepteur chimère pourrait être déplacé par d'autres récepteurs. Cette hypothèse est étayée par le fait que les RXRs ne sont activés qu'à de fortes concentrations d'AR et que RARa est inductible par l'AR dans les promyélocytes (Mangelsdorf et al., 1991; Leroy et al., 1991; Chomienne et al, 1991). Bien que la leucémogénèse et la sensibilité à l'AR sont sans aucun doute liées à la présence de PML/RARa, l'absence d'un modèle de transformation *in vivo* empêche tout conclusion ferme concernant les mécanismes impliqués.

APPLICATIONS DE L'AMPLIFICATION ENZYMATIQUE IN VITRO AU DIAGNOSTIC

Plusieurs études se sont attachées au diagnostic et au suivi des malades avec l'amplification enzymatique *in vitro*. Toutes ces analyses, pratiquées sur de l'ARN reverse transcrit, ont permis de démontrer la présence, avant tout traitement, d'une jonction PML/RAR chez tous les patients atteints de LAM avant traitement. La démonstration d'une telle fusion -qui n'est jamais retrouvée chez des sujets normaux- permet de prédire la réponse aux rétinoïdes chez un patient leucémique, comme le suggère la concordance absolue observée entre ces deux variables (Miller et al., 1992; Warrell et al., 1991). Dans de rares cas de LAM pour lesquels on ne pouvait faire la preuve de l'existence d'une t(15,17) par la cytogénétique, la RT-PCR a pu mettre en évidence une fusion PML/RARa résultant probablement d'un réarrangement complexe (Miller et al., 1992; Borrow et al., 1992; Lo Coco et al., 1992) A l'heure actuelle, les LAM, la fusion PML/RARa et la sensibilité *in vivo* aux rétinoides sont indistingables ce qui devrait conduire à une nouvelle définition *moléculaire* des LAM (Miller et al., 1992; Biondi et al., in press; Castaigne et al., in press; Borrow et al., in press; Pandolfi et al., 1992; Chang et al., 1992; Chen et al., 1992). Toutefois, dans un cas unique de LAM, RARa s'est fusionné à un nouveau gène inconnu: PZF -apparenté au gène *kruppel*- du fait d'une translocation t(Chen et al., 1990; Kakizuka et al., 1991) (Chen et al., 1992; Chen et Zelent, communication personnelle). Une étude détaillée de telles translocations variantes pourrait conduire à des informations importantes sur les mécanismes de la leucémogénèse et de l'induction de la différenciation.

La mise en évidence de points de cassures différents au sein du gène PML laisse prévoir l'existence de jonctions distinctes. Le type de ces jonctions n'est associé à aucun paramètre clinique, anatomopathologique ou pronostic et en particulier pas au type M3 variant microgranulaire. Contrairement à la fusion *bcr/abl* dans la leucémie myéloide chronique, le type de jonction ne semble pas très informatif dans le cas des LAM 1.

Plusieurs tentatives ont été entreprises pour étudier la maladie résiduelle; toutefois on ne dispose pas aujourd'hui d'études menées sur un nombre important de patients traités de manière homogène (AR, chimiothérapie ou les deux). Toutefois, il semble que chez les patients traités seulement par l'AR le transcrit de fusion soit encore détecté alors que la moelle apparait morphologiquement normale (Miller et al., 1992; Biondi et al., in press). Chez certains patients traités par chimiothérapie la PCR peut être négative. Des études complémentaires détermineront probablement l'impact de d'une PCR positive sur le prognostic et pourraient justifier une intensification du traitement pour ces patients.

Summary

The importance of APL in cancer biology stems from the link between molecular biology and therapy . Clinically, APL response to RA is one of the most striking examples of differentiation therapy and while APL is an orphan disease, induction of differentiation hardly requires the presence of a mutated receptor. Thus, it is highly plausible that RA might have similar effects in other malignancies. At the molecular level, APL represents one the first examples of an altered nuclear receptor as the basis of a human cancer and the first illustration of a therapy targeted at a specific genetic lesion. Yet the paradox that a altered hormone receptor conveys hormone sensitivity await elucidation.

REFERENCES

Alcalay M, Zangrilli D, Fagioli M, et al. Expression of the RARa/PML fusion gene in acute promyelocytic leukemia Proc. Natl. Acad. Sci. USA 1992, in press.

Alcalay M, Zangrilli D, Pandolfi PP et al. Translocation breakpoint of acute promyelocytic leukemia lies within the retinoic acid receptor a locus. Proc Natl Acad Sci USA 1991;88:1977-81

Beato M. Gene regulation by steroid hormones. Cell 1989;56:335-44.

Benbrooks D, Lernhart E, Pfahl M. A new retinoic acid receptor identified from a hepatocellular carcioma. Nature 1988;333:669-72.

Biondi A, Rambaldi A, Pandolfi PP et al. Molecular monitoring of the Myl/RARa fusion gene in acute promyelocytic leukemia by polymerase chain reaction. Blood (in press).

Borrow J, Goddard AD, Sheer D and Solomon E. Molecular analysis of acute promyelocytic leukemia breakpoint cluster region on chromosome 17. Science 1990;249:1577-80.

Borrow J, Goddart A, Gibbons B, et al. Diagnosis of acute promyelocytic leukemia by RT-PCR: detection of PML/RARa and RARa/PML fusion transcripts. Brit J Heam (1992) (in press)

Brand N, Petkovich M, Krust A et al. Identification of a second human retinoic acid receptor. Nature1988;332:850-3.

Breitman T, Selonick SE, Collins SJ. Induction of differentiation of the human promyelocytic cell-line HL60 by retinoic acid. Proc Natl Acad Sci USA 1980;77:2936-40.

Broockes J. Reading the retinoid signals Nature 1990; 345:766-8.

Castaigne S, Balitran, N, de Thé H et al. A PML/RARa fusion transcript is consistantly detected by RNA based polymerase chain reaction in acute promyelocytic leukemia. Blood (in press).

Chang KS, Lu J, Trujillo JM et al. The t(15,17) translocation in acute promyelocytic leukemia clusters in two different sites of the myl gene: targets for the detection of minimal residual disease by the polymerase chain reaction. Blood 1992; 79:544-58.

Chang KS, Stass S, Chu DT et al. Characterization of a fusion cDNA (RARA/Myl) transcribed from the t(15,17) translocation breakpoint in acute promyelocytic leukemia. Mol Cel. Biol. 1992;12:800-10.

Chang KS, Trujillo JM, Ogura T et al. Rearrangement of the retinoic acid receptor gene in acute promyelocytic leukemia. Leukemia 1991;5:200-4.

Chen SJ, Chen Z, Chen A et al. Occurence of distinct PML/RARa fusion gene isoforms in patients with acute promyelocytic leukemia detected by the polymerase chain reaction. Oncogene 1992; 7:1223-32.

Chen Z, Chen SJ, Tong JH et al. The retinoic receptor a gene is frequently disrupted in its 5' part in chinese patinets with acute promyelocytic leukemia. Leukemia 1990; 5:288-92.

Chomienne C, Ballerini P, Balitrand N et al. All trans retinoic acid modulates RARa in promyelocytic cells. J Clin Inv 1991;88:2150-4.

Chomienne C, Ballerini P, Balitrand N et al. The retinoic acid receptor a gene is rearranged in retinoic acid-sensitive promyelocytic leukemias. Leukemia 1990;4:802-7.

Cleary M. Leukemias and transcription factors. Cell 1991;66:619-22.

Collins SJ, Robertson KA, Mueller L. Retinoic acid induced granulocytic differentiation of HL60 myeloid leukemia cells is mediated directly through the retinoic acid receptor RARa Mol Cell Biol 1990;10:2154-63.

de Thé H, Chomienne C, Lanotte M, Degos L and Dejean A. The t(15;17) translocation of acute promyelocytic leukaemia fuses the retinoic acid receptor a gene to a novel transcribed locus Nature 1990;347:558-61.

de Thé H, Lavau C, Marchio A et al. The PML/RARa fusion mRNA generated by the t(15,17) translocation encodes a functionnaly altered retinoic acid receptor. Cell 1991; 66:675-84.

de Thé H, Marchio A, Tiollais P and Dejean A. A novel steroid/thyroid hormone receptor-related gene inappropriately expressed in human hepatocellular carcinoma. Nature 1987;330:667-70.

de Thé H, Marchio A, Tiollais P and Dejean A. Differential expression and ligand regulation of the retinoic acid receptor a and b genes EMBO J 1988;8:429-33.

de Thé, H, Del Mar Vivanco-Ruiz, M, Tiollais, P, Stunnenberg, H and Dejean, A. Identification of a retinoic acid responsive element in the retinoic acid receptor b gene Nature 1990;343:177-80.

Dollé P, Ruberte E, Kastner et al. Differential expression of genes encoding a, b and g retinoic acid receptors and CRABP in the developing limbs of the mouse. Nature 1989;342:702-5.

Duester G, Shean ML, McBride MS, et al. Retinoic acid response element in the human alcohol deshydrogenase gene ADH3, implications for the regulation of retinoid synthesis. Mol. Cell. Biol. 1991; 11:1638-46.

Eilers M, Picard D, Yamamoto K, Bishop M. Chimaeras of the myc oncoprotein and the steroid receptors cause hormone-dependent transformation of cells. Nature 1989; 340:66-8.

Evans RM. The steroid and thyroid hormone receptor superfamily. Science 1988;240:889-95.

Fagioli, M, Alcalay, M, Pandolfi,PP, et al. Alternative splicing of PML transcripts predicts co-expression of several carboxy-terminally different protein isoforms. Oncogene 1992; (in press).

Freemont PS, Hanson IM and Trowsdale J. A novel cysteine-rich sequence motif. Cell 1991;64:483-4.

Giguère V, Lyn S, Yip P et al. Molecular cloning of a cDNA encoding a second CRABP protein. Proc Natl Acad Sci USA 1990;87:6233-7.

Giguère V, Ong ES, Segui P and Evans RM. Identification of a receptor for the morphogen retinoic acid. Nature 1987;330:624-29.

Goddart A, Borrow J, Freemont P et al. Characterisation of a zinc finger gene disrupted by the t(15,17) translocation in acute promyelocytic leukemia. Science 1991;254:1371-4.

Hassan HT, Pearson EC, Rees JK. Retinoic acid induces granulocytic differenciation of myeloid progenitors in congenital agranulocytosis bone marrow cells. Cell Biol Int Rep 1990;14:247-54.

Heyman R, Mangelsdorf D, Dyck J et al. 9 cis retinoic acid is a high affinity ligand for the retinoid X receptor Cell 1992; 68:397-406.

Kakizuka A, Miller WH, Umesono K et al. Chromosomal translocation t(15,17) in human acute promyelocytic leukemia fuses RARa with a novel putative transcription factor PML. Cell 1991; 66: 663-74.

Kastner P, Perez A, Lutz Y et al. Proteine de fusion entre PML et RARa dans les leucemies aigues promyelocytaires. C. R. Soc. Biol. 1991, 185:391-401

Kastner P, Perez A, Lutz Y et al. Structure, localization and transcriptional properties of two classes of retinoic acid receptor a fusion proteins in acute promyelocytic leukemia. Stuctural similarities with a new family of oncoproteins. EMBO J. 1992;11:629-42.

Lanotte M, Martin V, Najman S et al. NB4, a maturation inducible cell-line with t(15;17) marker isolated from a human promyelocytic leukaemia (M3). Blood 1991;77:1080-6.

Larson RA, Kondo K, Vardiman et al. Evidence for a 15;17 translocation in every patient with acutre promyelocytic leukemia. American Journal of Medecine 1984;76: 827-41.

Leid M, Kastner P, Lyons R et al. Purification, cloning and RXR identity of the HeLa cell factor with which RAR or TR heterodimerize to bind DNA efficiently. Cell 1992; 68:377-95.

Lemmons R, Eilender D, Waldmann R, et al. Cloning and characterization of the t(15,17) translocation breakpoint region in acute promyelocytic leukemia. Genes Chromosome and cancer 1990; 2:79-87.

Leroy P, Krust A, Zelent A, et al. Multiple isoforms of the mouse retinoic acid receptor a are generated by alternative soplicing and differential induction by retinoic acid. EMBO J 1991;10:59-69.

Levin A, Strzenbecker L, Kazmer S, et al. 9 cis retinoic acid stereoisomer binds and activates the nuclear receptor RXRa. Nature 1992;335:359-61.

Lo Coco F, Diverio D, D'Adamo F et al. PML/RARa rearrangements in acute promyelocytic leukemia apparently lacking the t(15,17) translocation. Eur J Heam (1992) (in press).

Longo L, Pandolfi PP, Biondi A et al. Rearrangement and aberrant expression of the retinoic acid receptor a in acute promyelocytic leukemia. J Exp Med 1990;172:1571-5.

Mangelsdorf D, Borgmeyer U, Heyman R, et al. Characterization of three RXR genes that mediate the action of retinoic acid. Genes Dev. 1992 (in press).

Mangelsdorf D, Umesono U, Kliewer S, et al. A direct repeat in the cellular retinol binding protein type II gene confers differential regulation by RXR and RAR. Cell 1991;66:555-61.

Mangelsdorf DJ, Ong ES, Dyck JA and Evans RM. Nuclear receptor that identifies a novel retinoic acid response pathway .Nature 1990;345:224-9.

Miller W, Kakiza A, Frankel S, et al. Reverse transcription polymerase chain reaction for the rearranged retinoic acid receptor a locus clarifies diagnosis and detects minimal residual disease in acute promyelocytic leukemia. Proc. Natl. Acad. Sci. USA 1992;89:2694-8.

Miller WH, Warrel RP, Frankel SR et al. Novel retinoic acid a transcripts inacute promyelocytic leukemia responsive to all trans retinoic acid. J. Natl. Cancer Inst.1990;82:1932-3.

Nervi C, Pointdexter EC, Grignani F, et al. Characterization of the PML/RARa chimeric product of the acute promyelocytic leukemia specific t(15,17) translocation. Cancer Res. 1992; In press.

Pandolfi PP, Alcalay M, Fagioli M et al. Genomic variability and alternative splicing generate multiple PML/RARa transcripts that encode aberrant PML proteins and PML/RARa isoforms in acute promyelocytic leukemias. EMBO J. 1992;11:1397-407.

Pandolfi PP, Grignani F, Alcalay M et al. Structure and origin of the acute promyelocytic leukemia myl/RARa cDNA and characterization of its retinoid binding and transactivation properties. Oncogene 1991; 6:1285-92.

Petkovich M, Brand NJ, Krust A and Chambon P. A human retinoic acid receptor which belongs to the family of nuclear receptors. Nature 1987;330:444-51.

Rabbitts T. Translocations, master genes and differences between chronic and acute leukemias. Cell 1991;67: 641-4.

Roberts A, Sporn M. Cellular biology of retinoids. In "The retinoids Vol 2" Ed. Sporn, Roberts, Goodman; Orlando, Academic Press 1984-662.

Rowley J, Golomb HM, Dougherty C. 15/17 translocation, a consistent chromosomal change in acute promyelocytic leukemia. Lancet 1977; i:549-50.

Sawyers C, Denny C, Witte C. Leukemia and the disruption of normal hematopoiesis. Cell 1991;64:337-50.

Shubeita H, Sambrook JF, Mc Cormick AM. Molecular cloning and analysis of functionnal cDNA and genomic clones encoding bovine cellular retinoic zacid bindng proteins.

Smith W, Nakshatri H, Leroy P, et al. A retinoic acid response element is present in the mouse cellular retinol binding protein I (mCRBPI promoter. EMBO J 1991; 10:2223-30.

Solomon H, Borrow J, Goddard A. Chromosome aberations and cancer. Science 1991;254:1153-60.

Tabin H. Retinoids, homeoboxes and growth factors, towards molecular models for lim development. Cell 1991;66:199-217.

Thaller C and Eichele G. Isolation of 3,4 didehydroretinoic acid, a novel morphogenetic signal from the chick limb bud. Nature 1990; 345:815-9.

Tong JH, Dong S, Geng JP et al. Molecular rearrangements of the myl gen in acute promyelocytic leukemai define a breakpoint cluster region as well as some molecular variants. Oncogene 1992; 7:311-6.

Warrell R, Frankel SR, Miller WH, et al. Differentiation therapy of acute promyelocytic leukemia with tretinoin (All trans retinoic acid) N Engl J Med 1991; 324:1385-93.

Wei LN, Mertz JR, Goodman DS, Nguyen-Huu MC. Cellular retinoic acid and retinol binding proteins: complementary deoxyribonucleic acid cloning, chromosomal assignement and tissue specific expression. Mol Endocrinol 1987; 1:526-34.

Yu V, Delsert C, Andersen B et al. RXRb: a coregulator that enhances binding of retinoic acid, thyroid hormone, and vitamin D3 receptors to their cognate response elements. Cell 1991;67:1251-66.

Zelent A, Krust A, Petkovitch M, Kastner P and Chambon P. Cloning of murine a and b retinoic acid receptors and a novel g receptor predominantly expressed in the skin. Nature 1989;339:714-7.

De la Recherche Oncologique à l'Innovation Thérapeutique. Eds P. Tambourin, M. Boiron. Colloque INSERM/ John Libbey Eurotext Ltd. © 1993, Vol. 230, pp. 49-60.

New cytotoxic compounds and new anticancer drug targets

Marinus W. Lobbezoo, Hans R. Hendriks, Giuseppe G. Giaccone and Paul Workman*

*EORTC New Drug Development Office, Free University Hospital, De Boelelaan 1117, 1081 HV Amsterdam, The Netherlands and *CRC Beatson Laboratories, University of Glasgow, Department of Medical Oncology, Glasgow, United Kingdom*

INTRODUCTION

Several new classes of anticancer agents which are in various stages of preclinical and clinical development, are generating much interest. This is, on the one hand, definitely related to the promising antitumour responses noted in early clinical trials with some of these agents. On the other hand, new concepts and potential new approaches to the treatment of cancer are emerging from fundamental research on the control mechanisms of cell division and cell proliferation. The rapidly increasing understanding of the fundamental differences between normal cells and cancer cells is beginning to contribute significantly to anticancer drug design and discovery, in addition to conventional large-scale random screening efforts (Schwartsmann and Workman, 1993).

New drugs under active development as well as, partly still theoretical, concepts of potential new targets for future anticancer drugs, are discussed in this paper (Table 1). Emphasis is given to those new drugs being investigated or (co)-developed in Europe under the auspices of the European Organization for Research and Treatment of Cancer (EORTC). Preclinical and early clinical studies within the EORTC are the specific responsibility of the EORTC New Drug Development Office (NDDO), in conjunction with the EORTC New Drug Development Coordinating Committee (NDDCC) and many research laboratories and clinical centers throughout Europe (Hendriks et al., 1992a). Part of the clinical data reported here have been generated by the EORTC Early Clinical Trials Group (ECTG), in close cooperation with the NDDO and NDDCC.

MICROTUBULE INTERACTING AGENTS

Two interesting new antitumour agents originating from Taxus species are taxol and taxotere, the taxanes. Taxanes, like the vinca alkaloids and colchicine, are mitotic inhibitors by their action on microtubules. The mechanism of action of the taxanes differs from that of the vinca alkaloids. Microtubules are found in all eukaryotic cells and are part of the mitotic spindle. They are channels for the secretion of neurotransmitters and make the cellular skeleton. By stabilizing the polymerized microtubules, taxanes block the disassembly of tubulin polymers. Vinca alkaloids, in contrast, act by inhibiting the formation of microtubules.

Table 1. New (potential) targets and investigational drugs

TARGET	DRUG/DRUG CLASS	DEVELOPMENT STATUS
Microtubule	Taxol, Taxotere Rhizoxin	Phase II Phase II
Topoisomerase-I	CPT-11 Topotecan	Phase II Phase II
Specific DNA sequences	Carzelesin, Adozelesin FCE 24517	Phase I Phase I
Hypoxic tumour	EO9 SR 4233 RB 6415	Phase I Phase I Preclinical
Oncogenes	Oligonucleotides	Preclinical
Signal transduction	Suramin Bryostatins Various compounds	Phase II Phase I Preclinical
Angiogenesis	AGM-1470, FR-118487	Preclinical

Taxol has originally been isolated from the bark of *Taxus brevifolia*, a slow-growing tree from the forests of the Pacific Northwest of the USA. This has hampered the clinical development of the drug, but it seems that recent efforts to produce the drug by (semi-)synthesis are beginning to relieve the tight supply situation. Taxotere is a semi-synthetic compound, derived from a precursor obtained from a quickly renewable source, the needles of *Taxus baccata*.

Taxol - The in vitro antitumour activity of taxol has already been reported in 1971. However, only when its unique mechanism of action was recognized special interest in the clinical use of taxol was raised. An extensive review of taxol is available (Rowinsky et al., 1990).
A range of recent phase II studies have indicated clinical antitumour activity of taxol in several tumour types, including malignant melanoma (3 CR and 1 PR among 34 patients; Einzig et al., 1991), metastatic breast cancer (3 CR and 11 PR among 25 patients, most of whom had progressive disease on doxorubicin treatment; Holmes et al., 1991), and ovarian cancer (1 CR and 11 PR among 40 patients, most of whom were refractory to cisplatin; McGuire et al., 1989). Some of the responses observed in these studies were very long-lasting.

The dose-limiting side effect of taxol was neutropenia while diarrhea, stomatitis, myalgia/arthralgia, neuropathy and alopecia were also frequently encountered. In 7 out of 140 (5%) taxol-treated patients, cardiotoxicity was observed (Rowinsky et al., 1991). Ventricular tachycardia occurred in 4 patients. Asymptomatic bradycardia has been observed in up to 29% of patients treated with taxol. Therefore, cardiac monitoring during taxol-infusion was recommended.

Because of its limited aqueous solubility, taxol for intravenous administration has to be dissolved in a vehicle consisting of Cremaphor and ethanol. This vehicle has been associated with bronchospasm and hypotension. Hypersensitivity reactions, frequently observed after administration of taxol (plus its vehicle), are dyspnea, hypotension, bronchospasm, urticaria and erythematous rash. With prophyllactic pre-medication consisting of dexamethasone, diphenhydramine and cimetidine, hypersensitivity reactions occurred in less than 10% of patients, in some of them not until a second course of taxol was given. Prolonging the duration of infusion may reduce the hypersensitivity toxicity only marginally. Whether the causative agent is taxol or its vehicle remains to be established (Weiss et al., 1990).

Based on available phase II data, taxol has recently been approved by the FDA for use in second line treatment of ovarian carcinoma. In the meantime taxol continues to be studied in several types of malignancy, such as non-small cell lung cancer, gastric cancer, colorectal cancer and cervical cancer.

Taxotere - The semi-synthetic taxane taxotere was originally developed in France and demonstrated superior antitumour activity compared to taxol in B16 melanoma. In addition, taxotere was active against several other experimental tumours, including three colon tumours (Bissery et al, 1991). In animal toxicology, myelosuppression and gastro-intestinal tract lesions were dose-limiting toxicities.

After the completion of several phase I studies (e.g. Bisset et al, 1992a), in which neutropenia was the dose-limiting toxicity, a dose of 100 mg/m^2, given as a 1-hour infusion every 3 weeks, has been selected for phase II studies. Antitumour activity was observed during phase I studies in heavily pretreated ovarian and breast cancer patients. Taxotere is currently in phase II clinical studies in Europe, the USA and Japan, covering a variety of tumour types. The ECTG, in collaboration with the NDDO, has initiated phase II studies in 9 solid tumours (including breast, colorectal, gastric, renal, ovarian, head and neck cancer, small cell lung, and non-small cell lung cancer and melanoma) mid 1992. Over 400 patients have presently been entered in these studies. Final results are expected in the course of 1993.

Rhizoxin - Rhizoxin is a 16-membered antifungal macrocyclic lactone isolated from the plant pathogenic fungus *Rhizopus chinensis*. The compound binds to tubulin, preventing microtubule formation, and inhibiting mitosis. The mechanism of action of rhizoxin is similar to that of maytansine, another microtubule inhibitor. Cell cycle analysis by flow cytometry has shown that rhizoxin blocks tumour cells in the G_2-M phase in a manner similar to vinca alkaloids. A recent review of the preclinical profile of rhizoxin is provided by Hendriks et al, 1992b.

Rhizoxin exhibits moderate to good antitumour activity in various experimental murine tumour models, such as MH134 hepatoma, B16 melanoma, L1210 and P388 leukaemia. Cytotoxic activity was observed in human tumour cell lines in vitro at very low concentrations (approx. 10^{-10} M) particularly against melanoma, colon, renal, non-small cell and

small cell lung cancer. In vivo antitumour activity was demonstrated in murine P388 and L1210 leukemias, B16 melanoma and M5076 sarcoma, and in 5 out of 9 human solid tumour xenografts (melanoma, breast, non-small cell and small cell lung cancer).
Rhizoxin lacks cross resistance with vincristine against murine P388 and human K562 vincristine- and doxorubicin-resistant leukemia sublines in vitro. The lack of cross-resistance was also found in vivo in the P388 leukemia subline resistant to vincristine. The absence of cross-resistance to vinca alkaloids was confirmed in the vincristine-resistant human small cell lung cancer LXFS 650. In addition, the antitumour activity of rhizoxin was improved by prolonged or repeated drug administration indicating dose schedule dependency (Hendriks et al., 1992b).

After completion of animal toxicology studies, during which transient changes in erythrocyte and leukocyte counts, local phlebitis, diarrhea, and spermatogenic arrest were observed, a phase I clinical trial has been conducted by the ECTG (Bissett et al., 1992b). The compound was given as a single intravenous bolus administration, every 3 weeks, to patients with solid malignancies. Leukopenia, mucositis and diarrhea were the dose-limiting toxicities and were reversible at the maximum tolerated dose of 2.6 mg/m^2. In some cases phlebitis was observed. Toxicities were as predicted from the animal toxicological studies. Rhizoxin induced objective responses in three heavily pre-treated patients with recurrent breast cancer in this phase I study.
Phase II trials to assess activity of the 3-weekly schedule against melanoma, breast, non-small cell lung, head & neck, ovarian, renal, and colorectal cancer, as well as pediatric malignancies and acute leukemia are in progress within the framework of the EORTC and the Cancer Research Campaign of the U.K.

TOPOISOMERASE INHIBITORS

Topoisomerases are ubiquitous nuclear enzymes important in several steps of DNA metabolism where modifications of the topological structure of DNA is required (e.g. DNA replication, transcription, recombination, etc.). Two major types of topoisomerases are known: topoisomerase I and topoisomerase II, the major difference being their ability to cut one strand of DNA or both strands, allowing strand passage. Both enzymes religate the DNA strands after strand passage has been completed.
The mechanism of action of topoisomerase inhibitors is stabilization of the 'cleavable complex', a complex between DNA, enzyme and drug. The drug blocks the religation process that physiologically follows the strand passage activity of topoisomerases. Stabilization of the ternary complex prevents advancement of the replication fork during transcription (demonstrated at least for topoisomerase I inhibition) and culminates in a cascade of events which ultimately leads to cell death.

Camptothecin was the first known specific inhibitor of topoisomerase I. It was isolated from the stemwood of *Camptotheca acuminata*, a tree growing in mainland China. Despite its remarkable antitumour potency in vitro and in vivo, the results of phase I and II trials performed between 1969 and 1972 were negative, and the drug was dropped. It was only in the 1980s that camptothecin was found to be a specific inhibitor of topoisomerase I. Then it also became clear that the sodium salt (in order to make the drug water soluble) which had been used in all previous clinical studies had been performed had lost its activity due to opening of the lactone ring. Since then, major efforts have been made to develop water-soluble camptothecin analogues through the synthesis of active compounds devoid of the unpredictable serious non-haematological side effects which caused camptothecin to be abandoned. Three new analogues have already gone successfully through preclinical development: CPT-11, topotecan and 9-amino-camptothecin.

CPT-11 - CPT-11, or 7-ethyl-10-[4-(1-piperidino)-1-piperidino]carbony-oxy-camptothecin, was developed in Japan where it has entered clinical trials. It is in now also being investigated in Europe and the USA.

In phase I studies conducted in Japan, using doses from 50 to 150 mg/m^2 at different dose schedules, gastrointestinal toxicity was observed which was particularly severe at higher doses, with nausea/vomiting and diarrhea being particularly pronounced. In addition, leukopenia, mild thrombocytopenia and alopecia were observed (Negoro et al., 1992; Taguchi et al., 1990). Leukopenia appeared to be less important than the non-haematological side effects, although a dose-effect relationship was evident, and its combination with diarrhea was very severe. Thrombocytopenia was usually mild. Alopecia occurred only in a small percentage of patients. It appeared from these studies that the toxicity observed with CPT-11 was not as unpredictable and not as severe as with camptothecin.

CPT-11 was investigated in a group of 72 untreated NSCLC patients (Fukuoka et al., 1992) at a dose of 100 mg/m^2, by weekly administration. A response rate of 32% (23 partial responses) was noted and the side effects were mainly hematological. Leukopenia, grade 3 or 4, was observed in 25% of patients while thrombopenia was mild. Nausea and vomiting and diarrhea were also frequently severe (22% grade 3-4).
In a smaller group of 15 assessable patients (Masuda et al., 1992) with pretreated small cell lung cancer, CPT-11 given at the same weekly dose revealed approximately the same range of side effects with severe leukopenia in 33% of patients and somewhat milder gastrointestinal toxicity. In this study, however, a grade 4 paralytic ileus was recorded, and severe pulmonary toxicity developed in 2 patients which led to progressive respiratory insufficiency and death in one. A response rate of 47% was obtained in this study (7 partial responses), demonstrating that CPT-11 is an active drug in lung cancer overall.

CPT-11 has also been given in several other schedules, in a non-homogeneous population with refractory leukemias and lymphomas (Ohno et al., 1990), demonstrating definite activity in non-Hodgkin's lymphoma and acute leukemia. Although it is difficult to compare the different schedules given in this study, it appeared that leukopenia was common (91%), as well as thrombocytopenia (43%) and gastro-intestinal toxicity (71% nausea and vomiting, 76% diarrhea), in addition to minor transaminase elevation, anemia and alopecia.

At a recent topoisomerase meeting (New York, October 1992) further data on recently performed European phase I trials were presented, which essentially confirmed the earlier Japanese toxicity data. Diarrhea and leukopenia appeared to be the most prominent side effects. Additional phase II trials performed in Japan demonstrate significant activity of CPT-11 in colon, cervical and ovarian cancer. A phase II study in pancreatic carcinoma has been initiated by the ECTG mid 1992.

Topotecan - Topotecan is a water soluble camptothecin analogue and a

specific topoisomerase I inhibitor. The drug had antitumour activity in a broad range of preclinical test models, including B16 melanoma, and human and murine colon tumours. A multidrug-resistant subline of the P388 murine leukemia retained sensitivity to topotecan. In animal toxicology studies in rats and dogs topotecan produced predominantly bone marrow and gastro-intestinal tract toxicity.
A phase I trial (Rowinsky et al., 1992) has studied a 5-day schedule every 3 weeks. Doses ranged from 0.5 to 2.5 mg/m^2/day, and at doses of 1.5 and 2 mg/m^2/day grade 3 or 4 neutropenia occurred in most courses; although brief in duration at these doses, neutropenia was profound and accompanied by fever at higher doses. A decrease in haematocrit was observed in 14% of courses requiring blood transfusions, suggesting some sort of haemolytic anemia. Thrombocytopenia, skin rash and diarrhea occurred infrequently and were mild. A starting dose of 1.5 and 2.0 mg/m^2/day was suggested for untreated and pretreated patients for phase II studies. Interestingly in this phase I study several responses were obtained: one in ovarian cancer and 3 in NSCLC (out of 7 patients with NSCLC).
In another phase I study, 22 patients were treated with topotecan at doses of from 2.5 to 10.5 mg/m^2 given as a 24-hour continuous infusion every 3 weeks. The maximum tolerated dose appeared to be 8.4 mg/m^2, with myelosuppression being the dose limiting toxicity as 2 out of 8 patients suffered from grade 3-4 neutropenia and thrombocytopenia. Other toxicities were alopecia, nausea and vomiting and anemia (Ten Bokkel Huinink et al., 1992).

Topotecan is presently undergoing phase II evaluation at a dose 1.5 mg/m^2/day as a brief infusion on 5 consecutive days every 3 weeks, in several tumour types types, including colorectal cancer and small-cell lung cancer. The latter studies are conducted by the EORTC (ECTG and EORTC Lung Cancer Cooperative Group).

DNA SEQUENCE SPECIFIC BINDERS

DNA interstrand cross-linking is a major factor in the cytotoxicity of alkylating agents which are widely used clinically. New types of DNA binding drugs are now receiving attention, because it is expected that the use of new compounds having greater selectivity for specific DNA regions will result in therapeutic benefits. Two classes of alkylating agents exhibiting DNA-sequence specificity have attracted interest: derivatives of the natural products CC-1065 and derivatives of distamycin. These compounds form irreversible non-intercalative bonds in the minor groove with selectivity for AT-rich DNA regions. Compounds binding to other specific DNA regions of the minor groove, e.g. GG-rich regions, are also being investigated (Böse et al., 1992).

CC-1065 analogues - The derivatives of the potent cytotoxic, but highly toxic agent CC-1065 include adozelesin and carzelesin. The latter is being developed in Europe by the NDDO. Carzelesin may be considered a prodrug which is activated in a 2-step process to the DNA-reactive form, U-76074. Although in vitro less potent than adozelesin, carzelesin is still a highly potent drug with in vitro antitumour activity at sub-nanomolar concentrations. Carzelesin was more efficacious than adozelesin in preclinical antitumour studies in vivo. This may be due, in part, to the slower clearance rate and a more efficient tissue distribution (Li et al., 1992). Carzelesin possesses a broad spectrum of antitumour activity in vivo with partial or complete remissions and long-term survivors in over one-third of the test models, including murine tumours and human tumour xenografts.

After the completion of animal toxicology, two phase I clinical trials with i.v. carzelesin have been planned/initiated by the ECTG, to investigate a single dose given every 4 weeks, and a 5-daily dose schedule, repeated every 4 weeks. Adozelesin is being tested in four different schedules in phase I clinical trials in the USA; myelosuppresion might be dose limiting (Burris et al., 1992).

Distamycin analogues - The distamycin analogue FCE 24517 has broad antitumour activity and differs in its mechanism of action from the alkylator melphalan (Broggini et al., 1991). The compound is undergoing phase I clinical trials in Europe, and myelosuppresion seems to be the dose limiting toxicity (Sessa et al., 1992; Abigerges et al., 1992).

BIOREDUCTIVE DRUGS

Areas of hypoxia are often present in solid tumours. Cells in these hypoxic regions are relatively resistant to radiation and anticancer drugs (Coleman, 1988). Hypoxia is being exploited in the design and development of new drugs, which are preferentially converted under hypoxic conditions to form potent cytotoxic species. Such conversions are catalyzed by bioreductive enzymes present in tumours cells, such as P450-reductase and DT-diaphorase. The indoloquinone EO9 (Hendriks et al., 1993), the dual-function alkylating nitroimidazole RB 6415 (Jenkins et al., 1990) and the benzotriazine di-N-oxide SR 4233 or WIN 59075 (Zeman et al., 1986) are examples of such drugs.

EO9 - EO9 is a fully synthetic bioreductive alkylating indoloquinone. Although structurally related to mitomycin C, EO9 exhibits distinct preclinical antitumour activity and biochemical activation mechanisms. In preclinical studies, EO9 demonstrated preferential in vitro cytotoxicity against solid tumours as opposed to leukemia cell lines. In the new NCI disease-oriented human tumour cell line panel, EO9 was particularly active against colon, melanoma and central nervous system lines, together with some renal and non-small cell lung cancer lines. Preferential cytotoxicity towards hypoxic versus aerobic EMT6 mouse mammary tumour cells was observed. However, in contrast to other bioreductive agents such as RB 6145 and SR 4233 (Adams et al., 1992; Cole et al., 1990), EO9 had considerable antitumour potency under aerobic conditions as well. EO9 was inactive against the P388 murine leukemia, while exerting significant antiproliferative effects against several murine and human solid tumours in vivo, including the generally resistant MAC mouse colon tumours and human gastric, ovarian and breast cancer xenografts. These results confirmed the in vitro observations of preferential solid tumour activity (Hendriks et al., 1993). Recent studies have demonstrated that EO9 is an excellent substrate for reduction by the enzyme DT-diaphorase. A strong correlation between DT-diaphorase levels in tumours and their sensitivity to EO9 seems to exist (Robertson et al., 1992; Walton et al, 1992a). These observations suggest that the presence of DT-diaphorase in human tumours could be of prognostic value for the outcome of treatment with EO9.

In animal toxicology studies, EO9 induced vascular congestion in the gastrointestinal tract. Interestingly, no significant bone marrow toxicity was observed. The LD_{10} in mice after a single intravenous injection was 9 mg/kg (27 mg/m^2). A dose of one-tenth of the mouse equivalent LD_{10} (2.7 mg/m^2), the recommended starting dose for clinical phase I studies, was found to be safe in rats. Presently, EO9 is in phase I clinical trials. Two treatment schedules are being investigated: i.v. bolus injection every 3 weeks, and i.v. bolus injection every week. The starting dose for both studies was 2.7 mg/m^2. The first study has just been completed; the maximum tolerated dose was 27 mg/m^2. Dose limiting toxicities were proteinuria and edema. The second study, using the weekly dose schedule, was started end 1992.

POTENTIAL NEW TARGETS FOR FUTURE ANTICANCER DRUGS

Although we have recently seen promising results in early clinical studies of new drugs emerging from conventional cytotoxicity screens (see above for several examples), it seems likely that a breakthrough in the major solid tumours (breast, bowel, lung and prostate) will require a radically different approach (Schwartsmann and Workman, 1993). The best alternative or complimentary pathway to novel drugs is to use a mechanism-based strategy. In the last decade our understanding of cancer causation and progress has been revolutionized. As a result of recombinant DNA technology we now understand at the molecular level many of the multiple changes which have occurred in the DNA of cancer cells and which accumulate to cause malignancy. These changes have been particularly well defined in human colorectal cancer (Fearon and Vogelstein, 1990). Cancer is a genetic disease and it seems likely that the cancer drugs of the future will be designed to attack the abnormalities of cancer genes themselves and/or the protein product which they encode (Workman, 1992).

Cancer genes and signal transduction - All of the products of oncogenes and tumour suppressor genes act as key players in the complex and interactive series of biochemical events which control the growth, differentiation and death of cancer cells. We are beginning to understand how the 'wiring diagram' of malignant cells differ from normal cells. Positive signals for proliferation and malignancy are stimulated in cancer cells as a result of increased expression or mutation of oncogenes. At the same time negative signals are attenuated by deletion and/or mutation of growth inhibitory tumour suppressor genes (also known as anti-oncogenes). Particularly common examples include changes in *ras* an *p53* pathways and those associated with membrane proteins which signal through tyrosine kinase and G proteins to activate complex signal transduction cascades leading to activation of nuclear transcription factors. Recognition that oncogenes and tumour suppressor genes participate in signal transduction has persuaded many discovery teams that drug hunting in the signalling area is viable. The view is reinforced by genetic knockout and transfection experiments (e.g with *ras* and *p53*) which confirms that correction of a single defect can restore differentiation or cause death, even where multiple oncogenic changes are in operation. The challenge for the cancer pharmacologist is to develop novel and selective therapies based on the molecular alterations responsible for the malignant phenotype.

Considering first the oncogene itself as a target for new therapy, there is considerable interest in the use of synthetic oligonucleotides which bind to the mRNA (antisense approach) or DNA (antigene approach). For example, very promising growth inhibition has been obtained with antisense *ras* in culture. The main problem is drug delivery. Drugs which bind to specific genes are a possibility but at the moment the sequence specificity is insufficient to hit any one gene. Where cancer cells can be shown to require stimulation by growth factors and to hyper-express the receptor (e.g. EGF receptor and erbB2 in breast cancer) specific antibodies can be used to block mitogenic stimulation (or to deliver a toxin/radionuclide). Problems include delivery and antigenicity although reduction in size and humanization respectively will improve this situation.

At the moment the delivery and technology issues favour the search for small molecular weight drugs which will bind to and modulate the effects of signalling proteins: growth factors, receptors, adaptors, transducers, enzymes and transcription factors. Active agents can be identified by cellular screening in appropriately transfected cell lines, high throughput mechanism-based screening for activity against recombinant protein, or drug design involving medicinal chemistry with the help of magnetic resonance or X-ray crystal structures. Use of combinatorial peptide libraries and antibody-directed technology also have great potential (for review see: Schwartsmann and Workman, 1993).

Although their precise therapeutic versus toxic effect is difficult to predict, anti-signalling agents are now appearing which exhibit definite anticancer activity at acceptable doses. Targets which are generating particular enthusiasm at the moment include protein tyrosine kinase, protein kinase C and the *ras p21* pathway since these are strongly implicated in mitogenesis. Growth factor antagonists, dimerization inhibitors and src homology blockers are of great interest, together with inhibitors of phosphatidyl-inositol-3'-kinase, raf 1, MAP kinases, cdc kinases and transcription factors.

The p53 tumour suppressor gene and its protein product are considered to be exceptionally attractive and exciting targets for therapy. Possibilities include drugs which: 1) restore the mutant protein to its normal state; 2) antagonise binding of the normal protein to the mdm 2 protein or viral equivalents; or 3) modulate the transcription factor activity. p53 mutations probably cause cancer by disrupting the G1/S cell cycle checkpoint, leading to further genetic changes, including gene amplification and drug resistance. Note however that mutant p53 increases the initial sensitivity to cytotoxic drugs (Lane, 1992), so therapeutic intervention in this area is a complex challenge.

Several antibodies to membrane receptors (such as erbB2 and receptors for EGF and insulin-like growth factors) are now in preclinical or clinical studies as are neuropeptide antagonists. Suramin probably exerts part of its clinical activity through sequestering growth factors such as bFGF. Bryostatin and staurosporins modulate protein kinase C. Ether lipids have multiple signal transduction targets including protein kinase C and phospholipase C. As well as having activity in their own right, some of these agents modulate resistance to conventional agents (e.g. protein kinase C agents increase response to cisplatin and doxorubicin).

Emphasis so far has mainly been on mitogenic signal transduction. However, as we begin to understand the genes and signals involved in pathways such as metastasis, invasion, angiogenesis and programmed cell death, these too are emerging as targets for drug development.

Angiogenesis - There is increasing evidence to support the hypothesis that tumour growth is angiogenesis-dependent. Once a tumour has started to develop, it must continuously stimulate the growth of new blood vessels (Folkman, 1990). Furthermore, these new blood vessels provide tumour cells with the possibility of shedding from the primary tumour, entering the blood flow and to metastasize (Liotta et al., 1974). Inhibition of tumour angiogenesis may therefore be expected to affect the growth of the primary tumour as well as the formation of metastases. Strategies to discover compounds with anti-angiogenic activity may exploit observed differences between tumour-related blood vessels and normal blood vessels, identify purified agents from avascular tissues such as a cartilage-derived angiogenic inhibitor or suppress the release of interleukins by activated inflammatory cells (monocytes, macophages) recruited by the tumour cells (Zetter, 1992). Interleukin-8, which is produced by activated macrophages and monocytes, has angiogenic activity. Very recently it has been reported that the angiogenic activity of interleukin-8 could be blocked by monoclonal antibodies and antisense oligonucleotides (Koch et al., 1992). A further finding is that synthetic analogues of fermentation products from fungi, e.g. the fumagillin analogue AGM-1470 (Ingber et al., 1990) and FR-118487 (Takanao et al. 1991), have anti-angiogenic activity. We should bear in mind , however, hat the use of angiogenic inhibitors to cause antitumour effects may interfere with physiological processes in which blood vessel formation plays a role, such as tissue repair.

Apoptosis - Programmed cell death (or apoptosis) is an exciting new field of research, because an understanding of the nature of signals which induce apoptosis may lead to new potential targets for anticancer chemotherapy. Apoptosis is frequently observed in organs involved in proliferation and differention of cells such as the thymus, but not in organs where proliferation and differentiation are not associated with a significant increase in cell numbers. This might imply that the differentiation/commitment status of the cell determines whether or not apoptosis will be initiated (Dive and Hickman, 1991). Interestingly the presence of certain genes, e.g. bcl-2 oncogene, prevents the onset of apoptosis (Walton et al., 1992b).

REFERENCES

Abigerges, D., Armand, J.P., Gandia, D., Mignard, D., Ruffié, P., Hurteloup, P, and Zurlo, M.G. (1992): Phase I study in solid tumors of the distamycin A derivative FCE 24517. Ann. Oncol. 3 (Suppl. 5), 53.

Adams, G.E., Stratford, I.J,, Edwards, H.S., Bremner, J.C.M. and Cole, S. (1992): Bioreductive drugs as post-irradiation sensitizers: comparison of dual function agents with SR 4233 and the mitomycin C analogue EO9. Int. J. Rad. Oncol. Biol. Phys. 22, 717-720.

Bissery, M-C., Guenard, D., Gueritte-Voegelein, F., and Lavelle, F. (1989): Experimental antitumour activity of taxotere (RP 56976, NSC 628503), a taxol analogue. Cancer Res. 51, 4845-4852.

Bissett, D., Cassidy, J., Setanoians, A., Chadwick, G.A., Wilson, P., Kaye, S.B., and Kerr, D.J. (1992a): Phase I study of taxotere administered as a 24 hour infusion. 7th NCI/EORTC Symposium, Ann Oncol, 3 (S1):253.

Bissett, D., Graham, M.A., Setanoians, A., Chadwick, G.A., Wilson,P., Koier, I., Henrar, R., Schwartsmann, G., Cassidy J., Kaye, S.B. and Kerr, D.J. (1992b): Phase I and pharmacokinetic study of rhizoxin. Cancer Res. 52, 2894-2898.

Bose, D.S., Thompson, A.S., Ching, J., Hartley, J.A., Berardini, M.D., Jenkins, T.C., Neidle, S., Hurley, L.H. and Thurston, D.E. (1992): Rational design of a highly efficient irreversible DNA interstrand cross-linking agent based on the pyrrolobenzodiazepine ring system. J. Amer. Chem. Soc. 114, 4939-4941.

Broggini, M., Erba, E., Ponti, M., Ballinari, D., Geroni, C., Spreafico, F., and D'Incalci, M. (1991): Selective DNA interaction of the novel distamycin derivative FCE 24517. Cancer Res. 51, 199-204

Burris, H., Earhart, R., Kuhn, J., Shaffer, D., Smith, L., Weiss, G., Kasunic D., Radbury G., Campbell, L., and Von Hoff, D. (1992): A phase I trial of adozelesin, a novel DNA sequence-specific alkylating agent. Proc. Amer. Ass. Cancer Res. 33, 520.

Cole, S., Stratford, I.J., Adams, G.E., Fielden, E.M., and Jenkins, T.C. (1990): Dual-function 2-nitroimidazoles as hypoxic cell radiosensitizers and bioreductive cytotoxins: in vivo evaluation in KHT murine sarcomas. Rad. Res. 124, S38-S43.

Coleman, C.N. (1988): Hypoxia in tumors: a paradigm for the approach to biochemical and physiologic heterogeneity. J. Natl. Cancer Inst. 80, 310-117.

Dive, C., and Hickman, J.A. (1991): Drug-target interactions: only the first step in the commitment to a programmed cell death? Br. J. Cancer 64, 192-196.

Einzig, A.I., Hochster, H., Wiernik, P.H., Trump, D.L., Dutcher, J.P., Garowski, E., Sasloff, J., and Smith, T.J. (1991): A phase II study of taxol in patients with malignant melanoma. Invest. New Drugs 9, 59-64.

Fearon, E.R., and Vogelstein, B. (1990): A genetic model for colorectal tumorigenesis. Cell 61, 759-767.

Folkman, J. (1990): What is the evidence that tumors are angiogenesis dependent? J. Natl. Cancer Inst. 82, 4-6.

Fukuoka, M., Nitani, H., Suzuki, A., Motomiya, M., Hasegawa, K., Nishiwaki, Y., Kuriyama, T., Ariyoshi, Y., Negoro, S., Masuda, N., Nakaijama, S., and Teguchi, T. (1992): A phase II study of CPT-11, a new derivative of camptothecin, for previously untreated non-small-cell lung cancer. J. Clin. Oncol. 10, 16-20.

Hendriks, H.R., Henrar, R.E.C., Pinedo, H.M., and Schwartsmann, G. (1992a): New anticancer drug development within the EORTC-NDDO. In Contributions to Oncology, vol. 42, Immunodeficient Mice in Oncology, ed. H.H. Fiebig and D.P. Berger, pp. 306-320. Basel: Karger.

Hendriks, H.R., Plowman, J., Berger, D.P., Paull, K.D., Fiebig, H.H., Fodstad, Ø., Dreef-van der Meulen, H.C., Henrar, R.E.C., Pinedo, H.M., and Schwartsmann, G. (1992b): Preclinical antitumour activity and animal toxicology studies of rhizoxin, a novel tubulin-interacting agent. Ann. Oncol. 3, 755-763.

Hendriks, H.R., Pizao, P.E., Berger, D.P., Kooistra, K.L., Bibby, M.C., Boven, E., Dreef-van der Meulen, H.C., Henrar, R.E.C., Fiebig, H.H., Double, J.A., Hornstra, H.W., Pinedo, H.M., Workman, P., and Schwartsmann, G. (1993): EO9: a novel bioreductive alkylating indoloquinone with preferential solid tumour activity and lack of bone marrow toxicity in preclinical models. Eur. J. Cancer 29A, in press.

Holmes, F.A., Walter, R.S., Theriault, R.L., Forman, A.N., Newton, L.K., et.al. (1991): Phase II trial of taxol: an active drug in the treatment of metastatic breast cancer. J. Natl. Cancer Inst. 83, 1797-1805.

Ingber, D., Fujita, T., Kishimoto, S., Sudo, K., Kanamaru, T., Brem, H., and Folkman, J. (1990): Synthetic analogues of fumagillin that inhibit angiogenesis and suppress tumour growth. Nature 348, 555-557.

Jenkins, T.C., Naylor, M.A., O'Neill, P., Threadgill, M.D., Cole, S., Stratford, I.J., Adams, G.E., Fielden, E.M., Suto, M.J., and Stier, M.A. (1990): Synthesis and evaluation of 1-(3-(2-haloethylamino)propyl)-2-nitroimidazoles as pro-drugs of RSU 1069 and its analogs, which are radiosensitizers and bioreductively activated cytotoxins. J. Med. Chem. 33, 2603-2610.

Koch, A.E, Polverini, P.J., Kunkel, S.L., Harlow, L.A., DiPietro, L.A., Elner, V.M., Elner, S.G., and Strieter, R.M. (1992): Interleukin-8 as a macrophage-derived mediator of angiogenesis Science 258, 1798-1801.

Lane, D. (1992): p53, guardian of the genome. Nature 358, 15-16.

Li, L.H., DeKoning, T.F., Kelly, R.C., Krueger, W.C., McGovren, J.P., Padbury, G.E., Petzold, G.L., Wallace, T.L., Ouding, R.J., Prairie, M.D., and Gebhard, I. (1992): Cytotoxicity and antitumor activity of carzelesin, a prodrug cyclopropylpyrroloindole analogue. Cancer Res. 52, 4904-4913.

Liotta, L., Kleinerman, J., and Saldel, G. (1974): Quantative relationships of intravascular tumor cells, tumor vessels, and pulmonary metastases following tumor implantation. Cancer Res. 34, 997-1004.

Masuda, N., Fukuoka, M., Kusunoki, Y., Matsui, K., Takifuji, N., Kudoh, S., Negoro, S., Nishioka, M., Nakagawa, K., and Tokada, M. (1992): CPT-11: a new derivative of camptothecin for the treatment of refractory or relapsed small-cell lung cancer. J. Clin. Oncol. 10, 1225-1229.

McGuire, W.P., Rowinsky, E.K., Rosenshein, M.B., Grumbine, F.C., Ettinger, D.S., Armstrong, D.K., and Donehower, R.C. (1989): Taxol: a unique antineoplastic agent with significant activity in advanced ovarian epithelial neoplasms. Ann. Int. Med. 111, 273-279.

Negoro, S., Fukuoka, M., Masuda, N., Takada, M., Kasunoki, Y., Matsui, K., Takifuij, N., Kudoh, S., Niitani, H., and Taguchi, T. (1992): Phase I study of weekly intravenous infusions of CPT-11, a new derivative of camptothecin, in the treatment of advanced non-small-cell lung cancer. J. Natl. Cancer Inst. 83, 1164-1168.

Ohno, R., Okada, K., Masoaka, T., Kuramoto, A., Arima, T., Yoshida, Y., Ariyoshi, H., Ichimaru, M., Sakai, Y., Oguro, M., Ito, Y., Morishima, Y., Yokomaku, S., and Ota, K. (1990): An early phase II study of CPT-11: a new derivative of camptothecin, for the treatment of leukemia and lymphoma. J. Clin. Oncol. 8, 1907-1912.

Robertson, N. Stratford, I.J., Houlbrook, S., Carmichael, J., and Adams, G.E. (1992): The sensitivity of human tumour cells to quinone bioreductive drugs: What role for DT-diaphorase. *Biochem. Pharmacol.* 44, 409-412.

Rowinsky, E.K., Cazanave, I.A., and Donehower, R.C. (1990): Taxol: a novel investigational antimicrotubule agent. *J. Natl. Cancer Inst.*, 82, 1247-1259.

Rowinsky, E.K., McGuire, W.P., Guarnieri, T., Fisherman, J.S., Christian, M.C., and Donehower, R.C. (1991): Cardiac disturbances during the administration of taxol. *J. Clin. Oncol.* 9, 1704-1712.

Rowinsky, E.K., Grochow, L.B., Hendricks, C.B., Ettinger, D.S., Forastiere, A.A., Hurowitz, L.A., McGuire, W.P., Sartorius, S.E., Lubejko, B.G., Kaufmann, S.H., and Donehower, R.C. (1992): Phase I and pharmacology study of topotecan: a novel topoisomerase I inhibitor. *J. Clin. Oncol.* 10, 647-656.

Schwartsmann, G., and Workman, P. (1993): Anticancer drug screening and discovery in the 1990s: a European perspective. *Eur. J. Cancer* 29A, 3-14.

Sessa, C., de Jong, J., Kern, H., D'Incalci, M., Zurlo, M.G., Lassus, M., and Cavalli F. (1992): Phase I study of FCE 24517, a novel distamycin derivative. *Ann. Oncol.* 3 (Suppl. 1), 161.

Taguchi, T., Wakui, A., Hasegawa, K. et al, (1990): Phase I clinical study of CPT-11. Research group of CPT-11. *Gan To Kagakuryoho* 17, 115-120.

Takanao, O., Ohkawa, T., Shibata, T., Oku, T., Okuhara, M., Terano, H., Kohsaka, M., and Imanaka ,H. (1991): A new potent angiogenesis inhibitor, FR-118487. *J. Microbiol. Biotechnol.* 3, 163-168.

Ten Bokkel Huinink, W.W., Rodenhuis, S., Beijnen, J., Dubbelman, R., and Koier, I. (1992): Phase I study of the topoisomerase I inhibitor topotecan (SK & F 104884-A). *Proc. Amer. Ass. Oncol.* 11, 260.

Walton, M.I., Bibby, M.C., Double, J.A., Plumb, J.A., and Workman, P. (1992a): DT-diaphorase activity correlates with sensitivity to the indoloquinone EO9 in mouse and human colon carcinomas. *Eur. J. Cancer* 28A, 1597-1600.

Walton, M.I., Whysong, D., O'Connor, P.M., Korsmeyer, S.J., Hockenberry, D., and Kohn, K.W. (1992b): Constitutive over-expression of Bcl-2 in murine lymphocytes imparts partial protection to DNA damage induced apoptosis. *Proc. Amer. Ass. Cancer Res.* 33, 150.

Weiss, R.B., Donehower, R.C., Wiernik, P.H., Ohnuma, T., Gralla, R.J., Trump, D.L., Baker, J.R. Jr., Van Echo, D.A., Von Hoff, D.D., and Leyland-Jones, B. (1990): Hypersensitivity reactions from taxol. *J. Clin. Oncol.* 8, 1263-1268.

Workman, P. (Ed), (1992): New anticancer drug development based on advances in molecular oncology. *Seminars in Cancer Biology* 3, 329-427.

Zeman, E.M., Brown, J.M., Lemmon, M.J., Hirst, V.K., and Lee, W.W. (1986): SR 4233: a new bioreductive agent with high selective toxicity for hypoxic mammalian cells. *Int. J. Rad. Oncol. Biol. Phys.* 12, 1239-1242.

Zetter, B.R. (1992): Agents interfering with tumor-related angiogenesis. *Ann. Oncol.* 3 (Suppl. 1), 160.

Chemoprevention of cancer: experimental and clinical aspects

Costa Alberto

Surgical Department, National Cancer Institute, Via Venezian 1, 20133 Milano, Italy

SUMMARY

Cancer chemoprevention is based on the hypothesis that our environment could not only contain carcinogenic substances but also natural or synthetic compounds able to inhibit or reverse the malignant transformation of cells. In fact, more than 600 potentially chemopreventive agents have been identified and approximately 30 of them are presently being tested in humans. The great heterogeneity of these compounds (they belong to over 20 different classes of chemicals) might be a positive feature as it indicates that a variety of approaches is possible and that the options for selecting effective compounds will be numerous. Being cancer essentially related to a loss of differentiation, differentiating agents like retinoids have been proposed as molecules of choice for cancer chemoprevention. A closely related aspect of chemoprevention is chemosuppression, a new term which has been also proposed for tamoxifen in breast cancer. In animal models this antiestrogen is able to inhibit chemically induced carcinogenesis and it is known that women receiving tamoxifen as adjuvant therapy after surgery have a statistically significant lower incidence of contralateral breast cancer. Chemoprevention of cancer surely deserves attention by oncologists but also needs a better definition of aims, frame of action and scientific and ethical aspects of large intervention studies in healthy people.

INTRODUCTION

It is widely accepted that certain cancers can be avoided by limiting or eliminating exposure to some well-defined carcinogens and risk factors related to lifestyle and to the occupational and general environment. Perhaps the best example is tobacco which is the major cause of cancer of the lung, buccal cavity and pharynx, oesophagus, larynx, pancreas, bladder, kidney and several other forms of cancer in Europe: these sites combined comprise over one quarter of a million new cases of cancer in European males in 1980 (Boyle et al., 1991; Jensen et al., 1990; La Vecchia et al., 1991).

Complementary to this classical concept of cancer prevention, which involves removal or avoidance of aetiological factors, is the concept of chemoprevention. Originally, this was defined to refer strictly to the prevention of cancer by the use of pharmacological agents to inhibit or reverse the process of carcinogenesis. It is important to underline that chemoprevention refers to cancer as an evolving molecular and cellular process. The disease may be viewed as <u>carcinogenesis</u> and not <u>cancer</u> in the sense that individuals with "preneoplastic" or "premalignant" lesions are affected with a disease which is often undetectable and not treatable with conventional therapies but which certainly has a certain probability of progressing to a lethal endpoint, unless effective preventive treatment is developed (Sporn et al., 1979; Pierce et al., 1988). Chemoprevention, therefore, focuses on the biological importance of tumour promotion and progression as well as on the potent, intrinsic mechanism by which the tissue disorganisation caused by spontaneous mutation, carcinogens or promoting agents can be overcome particularly in epithelia.

For these reasons, chemoprevention of tumors is increasingly attracting attention among oncologists but it is still far from having reached an established "status" in cancer medicine. Experimental data on various possibilities of inhibiting the carcinogenic process are growing rapidly. Moreover, the biological complexity of carcinogenesis and the intrinsic limitations of the animal models makes it often very difficult to identify the real potentially effective agents among the hundreds currently being proposed. The application of in vitro screening systems will certainly improve the selection process in the future and, at the same time, animal models will be mainly used to delineate organ and site specificity. New tests will probably help identifying population at risk and new guidelines (methodological, statistical, pharmacological) will increase the scientific consistency of clinical chemoprevention (Costa, 1991).

CHEMOPREVENTIVE AGENTS

The most extensively studied dietary anticancerogenic agents are betacarotene and retinol or their derivates, the retinoids. However, because of growing interest in chemoprevention, an increasing number of other inhibitors are being studied in depth by different laboratories. Some examples are arachidonic acid cascade inhibitors, calcium, antioxidants, protease inhibitors, polyamine synthesis inhibitors, and polyphenolics (Malone et al., 1989).

Chemopreventive agents can be classified according to their mechanism into two broad categories: a) compounds effective against complete carcinogens and b) compounds effective against tumour promoters. Some compounds belong to both categories (Wattember, 1985).

The inhibitors of carcinogen-induced tumours can be divided further into three major groups according to their different mechanisms of action. The first includes agents which interfere with the metabolic reactions changing precursor compounds into carcinogens. The second comprises agents capable of preventing carcinogens from reaching or reacting with target sites, such as by scavenging the reactive form of carcinogens. The third group includes molecules whose inhibitory action follows exposure to carcinogenic agents and which, for this reason, are called suppressing agents. The preventive activity of tumour promotion inhibitors has been tested mainly in models of epidermal mouse neoplasia induced by topical administration of TPA. Modulators of calcium metabolism, polyamines and cyclic nucleotides strictly refer to this group, whereas other chemical classes (such as retinoids, phenols and protease inhibitors) also inhibit carcinogen-induced tumours. Another classification of chemopreventive compounds, according to their localization in the human environment, has been proposed in 1987 by the Division of Cancer Prevention and Control of the U.S. National Cancer Institute (Table 1).

Table 1

Groups	Compounds
1. Micronutirents	Vitamin A,C,E
	Selenium, calcium, zinc
2. Intentional food additives	Antioxidants
3. Non-nutritive food molecules	Carotenoids
	Coumarins
	Indoles
	Alkaloids

4. Industrial reagents	Photographic developers
	Herbicides
	UV light protectors
5. Pharmaceutical agents	Retinoids
	Non-steroideal anti-inflammatory drugs
	Anti-thrombogenic agents
	Anti-prostaglandins
6. Hormones and anti-hormones	Dehydroepiandrosterone
	Tamoxifen

Potential tumor chemopreventive agents by localisation in human environvent
From DCPC, NCI, NIH 1987 (with modifications)

RETINOIDS

Retinol, and the plant-derived pro-vitamin A carotenoid beta- carotene, have long been thought to have potential preventive effects against cancer. The proposed mechanisms for such an effect include the effect of vitamin A on cells to maintain differentiation, immunologic enhancement, and an antioxidant effect (Peta et al., 1981).

The epidemiological studies have included case-control and prospective studies of dietary intake of vitamin A, and many of these have distinguished between retinol (preformed vitamin A, generally from animal sources of supplements) and beta-carotene (pro-vitamin A, from vegetable sources). In addition, several investigators have assayed prospectively collected blood samples from individuals who later developed cancer (along with blood samples from those who did not) (Ziegler, 1989).

At least 50 studies assessing dietary intake of vitamin A and risk of cancer have been published (Boyle et al., 1991). These include both case-control and follow-up studies of a wide variety of cancer sites, conducted in many different settings. In most studies, it was possible to distinguish the sources of vitamin A (retinol vs. beta-carotene). The vast majority of these studies observed an inverse association betweem vitamin A intake (mostly beta- carotene) and risk of cancer. The results are most consistent for lung cancer, for which virtually all studies found a relative risk less than 1.0.

Actually, beta-carotene levels in blood are sensitive to intake which is not the case for retinol; the between- and within-person variability in blood levels can be quite large, depending on patterns of dietary intake. Most studies of beta- carotene levels in prospectively collected specimens have found that individuals who subsequently develcp cancer have lower levels than their counterparts who remain cancer-free.

Results were recently reported from a five-year trial of beta- carotene, 50 mg/day, in prevention of newly incidence non- melanoma skin cancer among patients who had a recent non-melanoma skin cancer. Beta-carotene is found in high levels in skin and subcutaneous fat, and animal studies have consistently found protection from skin cancer with beta-carotene. However, the sparse epidemiological data in humans does not strongly support such an association. The trial was resoundingly negative, with a relative risk of 1.05 (95% confidence interval 0.91-1.22) (Greenberger et al., 1990). At present, the widest area of study of retinoids, at clinical level, is the upper aerodigestive tract, in which several trials are worth of mention.

The Physicians' Health Study. In an effort to reduce mortality from cancer and cardiovascular disease, a unique trial in a population likely to be compliant and motivated toward risk reduction is ongoing in a study organized through Harvard Medical School. Using a 2 x 2 factorial design, a group of male physicians are randomly assigned to receive placebo, or one or both of two agents: beta-carotene and aspirin. Results of the aspirin portion of the trial have recently been published and are positive. If not enough cancer cases for evaluation will be present in 1991, the study may have to be extended again.

The Hutchinson Cancer Institute Study. Based on two pilot studies, these investigators are testing the hypothesis that a combination of retinol 25.000 UI per day plus beta-carotene 30 mg per day orally will reduce the incidence of lung cancer in male cigarette smokers aged 50-67 with a minimum 20 pack/year history of smoking and in asbestos workers aged 45-74 with evidence of significant exposure. Having achieved their recruitment targets during the pilot studies, these investigators have demonstrated high adherence with study medications and found no significant toxicity in those receiving active agents versus placebo. They have now broadened this study and they expect to detect up to 33% decrease in the incidence of lung cancer.

MD Anderson/Boston Veterans' Administration Hospital. Based on the first prospective randomised trial demonstrating effectiveness of 13-cis-retinoic acid in leukoplakia, Hong and co-workers (Hong et al., 1990) recently published their results from a prospective randomized trial of 13-cis-retinoic acid versus placebo in stage I through IV patients curatively treated for head and neck cancer. These authors studied 103 patients who were disease free after primary treatment for squamous cell cancer of the larynx, pharynx or oral cavity. After completion of surgery or radiotherapy, or both, these patients were randomly assigned to receive either isotretinoin (13-cis-retinoic acid 50-100 mg/m2/daily) or placebo for 12 months. Results: there were no significant differences between the two groups in the number of local, regional or distant recurrences of the primary cancers. However, the isotretinoin group had significantly fewer second primary tumours. It was concluded that daily treatment with high doses of isotretinoin is effective in preventing second primary tumours in patients who have been treated for squamous cell carcinomas of the head and neck, although it does not prevent recurrences of the original tumour.

The Connecticut Cancer Control Research Unit. This study is focusing on early-stage patients. Taking advantage of a Rapid Case Ascertainment System in place throughout the State, patients treated for stage I and stage II head and neck cancer will participate in a prospective controlled trial of adjuvant beta-carotene (combined with the minimum daily requirement of retinol) in an effort to prevent second malignant tumours of local relapse.

Milan National Cancer Institute study with Retinol-palmitate. In this Centre two chemoprevention trials are ongoing, which are of interest today. In the first one they administer oral retinol palmitate (300.000 IU daily) after complete resection of stage Ia non-small cell lung cancer. Endpoints of this trial are reduction of relapse within 3 years of diagnosis and reduction of second primary tumours after 3 years of diagnosis. The clinical results available to date justify a continuation of the study (Infante et al., 1991). Skin dryness and desquamation were the most frequent symptoms affecting 60% of all treated patients. Other symptoms, such as dyspepsia, headache, nosebleeding and mild hair loss occurred in less than 10% of patients and were self terminating (Pastorino et al., 1991).

Milan National Cancer Institute study with 4-HPR. The study is that of Fenretinide (4-HPR) in patients surgically treated for oral leukoplakia. All patients operated on for oral leukoplakia with postoperative negative histology are invited to participate in the study at an informative interview. Randomization includes intervention with 4-HPR versus no intervention. Until now 100 patients have been randomised. It is planned to enter 300 patients in this trial.

EUROSCAN. This is a European chemoprevention study undertaken by the EORTC. It is a unique multi-institutional large scale study. At present 35 cancer centers from 12 European countries are entering patients in EUROSCAN. Eligible are patients with early stage oral cancer, laryngeal cancer, and curatively operated lung cancer. The purpose of the EUROSCAN trial is to assess the efficacy of retinol palmitate 300,000 IU daily for 12 months, followed by 150,000 IU daily for an additional 12 months and/or N-acetylcystein 600 mg daily for 24 months, in preventing second primary tumours. 2,000 patients will be required for the trial. At present 700 patients have been entered. It is expected with the accrual at present that these 2,000 patients will have been reached in another 2 years.

In breast cancer only one major chemoprevention trial with retinoids is ongoing. The synthetic retinoid 4-HPR has been shown to inhibit the chemically induced carcinogenic transformation in several experimental models. Due to the high 4-HPR concentration in the mammary gland, the hypothesis has been made according to which 4-HPR could be used to prevent the occurrence of contralateral primaries in women already treated for breast cancer (the risk of contralateral breast cancer is 0.8% per year within 10 years from treatment). For this reason a randomized clinical study has been designed and activated at the Istituto Nazionale Tumori in Milan in collaboration with other Centers in Italy (Bologna, Florence and Genoa). Female patients, previously treated for breast cancer, assessed as T1, T2, N-, M0 and aged 33-68 years were considered as eligible. Patients were randomized to receive 200 mg/day 4-HPR for 5 years versus nil (control group). The study was activated on March 1, 1987. By December 31, 1992 a total of 2,933 patients had been randomized (1,474 in 4-HPR group and 1,459 in the control group).

The major part of our knowledge on the activity and mechanism of action of retinoids comes from in vitro and preclinical studies, because only a small number of phase II studies and even fewer randomized clinical trials have been completed to date. There are strong indications that retinoids exert their diverse effects by regulating the expression of specific genes. The mechanism of this action is beginning to be unravelled following the discovery that nuclear receptors for retinoic acid are present in many cells and tissues. These receptors belong to the large family comprised of steroid, thyroid hormone and vitamin D_3 receptors, which are DNA-binding proteins that function as trans- acting transcription modulating factors. Moreover, it has been shown that a mechanistic relationship exists between retinoids and transforming growth factor-beta (TGF-beta), including their respective receptors (Sporn et al., 1991). These molecules, together with oncogenes and suppressor genes, are considered to be components of a central, unifying regulatory system, flexibly connected, and used in many ways to integrate information relating to the state of differentiation and proliferation of the cell. It is hoped that further studies on the role of these nuclear receptors will increase the understanding of the mechanism by which retinoids modulate fundamental cellular processes including growth and differentiation, and, eventually also some of the processes that are relevant to the clinical responses.

ASCORBIC ACID AND TOCOPHEROLS

Experimental studies have demonstrated that ascorbic acid or vitamin C can inhibit the formation of nitroso compounds both in vitro and in vivo. Moreover, in epidemiological studies of diet in relation to gastric cancer, the most constant finding has been the negative association with intake of fresh fruit and vegetables, suggesting that vitamin C could contribute to the protective action.

Alpha-tocopherol, or vitamin E, has also been shown to inhibit formation of nitroso compounds. Protective effects of vitamin E against radiation-induced DNA damage and mutation and dimethylhydrazine-induced carcinogenesis have also been observed.

Five studies on prevention of colon cancer are now ongoing in the US, the selection factors being either familial polyposis or adenomatous polyps. The studied agents include beta-carotene, vitamin C and E, piroxicam, calcium and fibre. One study combines chemoprevention and diet: one group of participants receives wheat bran along with calcium as part of the intervention (Malone et al., 1989). The importance of these studies is related to the great epidemiological relevance of colorectal cancers. One of the major difficulties in interpreting the results of these trials is the rate of polyps missed during colonscopic examination: it was recently been shown that an experience colonscopist will miss about 15% of colorectal neoplastic polyps less than 10 mm. in size (Hixson et al., 1990).

SELENIUM SALTS

There is much evidence that powerful anticarcinogenic effects are produced in animals given selenium (Ip et al., 1991). The active forms of selenium involved have not been identified to date, however, it is reasonable to expect that intermediary metabolism of the administered selenium compound ultimately produces the critical metabolites that are responsible for cancer prevention (Yu et al., 1988).

Together with the retinoids the selenium salts have been extensively studied as suppressing agents and have been found to inhibit a considerable variety of experimental neoplastic systems (Ramesha et al., 1990).

PROSTAGLANDIN SYNTHESIS AND POLYAMINE METABOLISM INHIBITORS

The relationship of neoplastic tissues to increased levels of prostaglandins has provided the rationale for investigations on their role in the tumor growth (Reddy, 1991).
Prostaglandin synthesis inhibitors, which include nonsteroideal antiinflammatory drugs such as piroxicam and indomethacin, have been tested as chemopreventive agents in colon carcinogenesis, showing a dose dependent preventive effect in animal models. Among polyamine metabolism inhibitors, the most interesting compound is alpha-difluoromethylornithine (DFMO) which causes depletion of putrescine and spermidine and consequently inhibition of DNA synthesis and cell growth. In humans, DFMO is being tested to determine its capability of suppressing proliferative activity in colon mucosa: its major toxicities are thrombocytopenia, decreases in hearing acuity, anorexia and nausea (Luk, 1991).

OTHER PROPOSED CHEMOPREVENTIVE AGENTS

A number of other compounds are being tested for cancer chemoprevention. Some of them are already known for other medical indications: calcium, for example, is suggested to be protective from colon cancer at 1500-1800 mg daily (i.e. at the same doses to prevent osteoporosis) (Lipin et al., 1991). Others are reported constituents of vegetables, like oltipraz, an antioxidant which has been shown by Wattemberg and Buedin to protect against lung and stomach cancers induced by benzopyrene in mice, or s-allyl-cysteine (SAC) which is an organosolfur compound found in garlic and reported to have chemopreventive properties in rats against oesophageal and colorectal cancers. Finally, attention has been focussed on omega-3 fatty acids which are contained in oils derived from marine animals and which have been shown to inhibit the growth of transplantable mammary tumors in rats: it has also been suggested that the high content of fish oil in the diet of Eskimos in Alaska and Greenland might be related to the lower cancer incidence in this population compared to North Americans.

HORMONES AND ANTI-HORMONES

Hormones of pregnancy are thought to alter the mammary gland so that the epithelial cells are less susceptible to carcinogenic insults and consequently some female sex hormones have been suggested to be involved in mammary carcinogenesis. On the other hand, the potential chemopreventive activity of tamoxifen (inhibition of initiation and growth of DMBA - induced mammary carcinomas) has been presupposed since the mid Seventies (Jordan, 1976). This has also been confirmed by more recent experimental animal models (Maltoni et al., 1987) which may be considered rather similar to the human situation because they are evaluating the onset of spontaneous tumours rather than chemically-induced neoplasms: when given daily to rats, tamoxifen is shown to reduce the incidence of both mammary fibroadenomas and carcinomas
As a decrease of contralateral new primaries incidence has been reported in breast cancer patients receiving tamoxifen as adjuvant treatment (Fisher et al., 1989), chemoprevention trials with this drug have been started in United Kingdom, United States, Italy and Switzerland. Major concern has been raised on potential carcinogenicity of tamoxifen for liver and endometrium: additionally, the problem of side effects (hot flushes, vaginal discharge, risk of thrombophlebitis) has to be taken into consideration (Powels et al., 1989). On the other hand, tamoxifen looks very promising in terms of protecting against fatal myocardial infarction and osteoporosis (Costa et al., 1990).

CONCLUSIONS

In recent years, what we called "clinical chemoprevention" (that is controlled studies to evaluate in human subjects the efficacy of potentially chemopreventive agents) has developed considerably: according to American estimates (Malone et al., 1989) 4 chemopreventive agents were tested clinically in 1981, 10 in 1985 and 18 in 1988. The number of reported preclinical investigations was 10 in 1985 and 75 in 1988. This rapid expansion has obviously led to some confusion in terminology and in the evaluation of primary results.

Moreover, some of the traditional definitions and criteria of medical oncology (e.g. role of placebo, evaluation of toxicity, etc.) are proving not to be readily adoptable to chemopreventive trials and there is a need for new concepts within this field particularly as far as design of studies, ethics and tolerability are concerned. Sample sizes in clinical chemoprevention are usually great and are generally expressed in terms of thousands of subjects; the duration of intervention and observation may extend for over ten years; the evaluation of compliance is extremely difficult because there is no verifiable information on participants adherence to the regimen except pill counting and drug serum concentration testing.

Major ethical problems arise when the target population has to be identified in designing a clinical chemoprevention trial and when the investigator is requested to assess the risk/benefit ratio of a medical intervention, the efficacy of which cannot be evaluated without the exposure of large numbers of individuals for a long period of time to a given agent. Tolerability of chemopreventive compounds must of course be extremely high but it is also true that there is no means of knowing in advance the consequences and late effects of long term administration to humans.

As partial solution to these problems it has recently been proposed to look for biomarkers as intermediate endpoints (Lippman et al., 1990) in chemoprevention trials. When observing the large number of tumours for which chemopreventive agents have been shown to have protective effects in experimental studies it looks possible that almost half of all human cancers might ultimately be prevented by chemopreventive interventions.

The challenge is then to produce solid scientific basis for designing reasonable, cost-effective chemoprevention trials.

REFERENCES

Boyle, P., et al.(1991): Trials of Chemoprevention in Europe. Report to the Commission of the European Communities, European School of Oncology, Venice.

Boyle, P., and La Vecchia, C. (1991): Cancer causes. In: Oxford Textbook of Oncology, eds U. Veronesi, R. Pinedo, and M.J. Peckham. Oxford: Oxford University Press

Costa, A,. et al. (1990): The Madison Meetings. Eur.J.Cancer 26: 656-657.

Costa, A.(1991): Prospects of tumour chemoprevention. In: Oxford Textbook of Oncology, eds U. Veronesi, R. Pinedo, and M.J. Peckham. Oxford: Oxford University Press.

Fisher, B., et al (1989).: A randomized clinical trial evaluating tamoxifen in the treatment of patients with node-negative breast cancer who have estrogen-receptor-positive tumours. N.Engl.J.Med. 320: 479-484.

Greenberg, E.R., et al. (1990): A clinical trial of beta-carotene to prevent basal-cell and squamous-cell cancers of the skin. N.Engl.J.Med. 323: 789-795.

Hixson, L.J., et al. (1990): Prospective study of the frequency and size distribution of polyps missed by colonoscopy. J.N.C.I. 82: 1769-1772.

Hong, W.K., et al. (1990): Prevention of second primary tumors with isotretinoin in squamous-cell carcinoma of the head and neck. N.Engl.J.Med. 323: 795-800.

Infante, M., et al. (1991): Laboratory evaluation during high-dose vitamin A administration: a randomized study on lung cancer patients after surgical resection. J.Cancer Res.Clin.Oncol. 117: 156-162.

Ip, C., et al. (1991): Chemical form of selenium, critical metabolites, and cancer prevention.Cancer Res. 1991, 51:595-600.

Jensen, O.M., et al. (1990): Cancer in the European Community and its member States.

Eur.J.Cancer 26: 1167-1256.
Jordan, V.C., (1976): Effect of tamoxifen on initiation and growth of DMBA-induced rat mammary carcinomata. Eur.J.Cancer 12: 419-424.
La Vecchia, C., et al. (1991): Smoking and cancer with emphasis on Europe. Eur.J.Cancer 27: 94-104
Lipin, M., et al. (1991): Calcium and vitamin D. Cancer Chemoprevention, NCI Monograph from the La Jolla Workshop.
Lippman, S.M., et al. (1990): Biomarkers as intermediate end points in chemoprevention trials. Commentary J.N.C.I. 82: 55-59.
Luk, G.D. (1991): Clinical and biological studies of DFMO in the colon. Cancer Chemoprevention, NCI Monograph from the La Jolla Workshop.
Malone, W.F., et al. (1989): Chemoprevention and modern cancer prevention. Preventive Medicine 18: 2553-2561.
Maltoni, C., et al. (1987): Project of experimental bioassays on chemoprevention agents performed at the Bologna Institute of Oncology: report on tamoxifen control of spontaneous mammary tumours on Sprague-Dawley rats. Cancer Investigation 6: 59-74.
Pastorino, U., et al. (1991): Safety of high-dose vitamin A. Randomized trial on lung cancer chemoprevention. Oncology 48: 131-137.
Peto, R., et al. (1981): Can dietary beta-carotene materially reduce human cancer rates? Nature 290: 201-208.
Pierce, G.B., et al. (1988): Tumours as caricatures of the process of tissue renewal: prospects for therapy by directing differentiation. Cancer Res. 48: 1996-2004.
Powels, T.J., et al. (1989): A pilot trial to evaluate the acute toxicity and feasibility of tamoxifen for prevention of breast cancer. Br.J.Cancer 60: 126-131.
Ramesha, A., et al. (1990): Chemoprevention of 7,12- dimethylbenz[a]anthracene-induced mammary carcinogenesis in rat by the combined action of selenium, magnesium, ascorbic acid and retinyl acetate. Jpn.J.Cancer Res. 81: 1239-1246.
Reddy, B.S. (1991): Inhibitors of the arachidonic acid cascade and their chemoprevention of colon cancer in animal models. Cancer Chemoprevention, NCI Monograph from the La Jolla Workshop.
Sporn, M.B., et al. (1979): Chemoprevention of cancer with retinoids. Fed.Proc. 38: 2528-2534.
Sporn, M.B., et al. (1991): Interactions of retinoids and transforming growth factor-beta in regulation of cell differentiation and proliferation. Minireview. Mol.Endo. 1: 3-7.
Wattenberg, L.W. (1985): Chemoprevention of Cancer. Cancer Res 45: 1-8.
Yu, S.Y., et al. (1988): Biochemical and cellular aspects of the anticancer activity of selenium. Biol.Trace Elem.Res. 15: 243-255.
Ziegler, R.G. (1989): A review of epidemiologic evidence that carotenoids reduce the risk of cancer. J.Nutr. 119: 116-122.

Modulation de la résistance multidrogue associée à la P-glycoprotéine des cellules tumorales

G. Atassi

Institut de Recherches Servier, Division de Cancérologie Expérimentale, 11, rue des Moulineaux, 92150 Suresnes, France

RÉSUMÉ

La MDR associée à l'hyperexpression de la glycoproteine P (P-gp) est l'une des formes de résistance à la chimiothérapie anticancéreuse la plus étudiée. De nombreux composés lipophiles déjà utilisés en clinique sont capables d'interférer avec l'efflux de médicament assuré par la P-gp et par conséquent de vaincre cette forme de MDR. Cependant, la réversion de la MDR in vivo, dans les modèles expérimentaux de tumeur solide ou en clinique, n'est pas encore clairement établie. Il y a donc une grande nécessité d'identifier des nouveaux modulateurs actifs dans les tumeurs humaines solides. Le S 9788, un dérivé diaminotriazinopiperidine, appartenant à une nouvelle classe de modulateurs de la MDR, a montré un effet encourageant en restaurant la sensibilité d'une lignée résistante humaine de carcinome epidermoide buccal in vitro et in vivo. En attendant la découverte de composés anti-P-gp spécifiques, le S 9788 peut être utile pour vaincre la MDR associée à la P-gp dans les maladies cancéreuses.

INTRODUCTION

Les résistances cellulaires aux agents anticancéreux, qu'elles soient intrinsèques ou acquises suite à un traitement, sont en grande partie responsables des échecs de la chimiothérapie habituelle. Les mécanismes biochimiques en cause sont multiples et reflètent l'hétérogénéité des maladies cancéreuses (Belpomme 1991, Dietel 1991, Kuzmich et Tew 1991). Une des formes de résistance la mieux documentée, la résistance multidrogue (MDR) pose un problème crucial par son incidence dans de nombreux types de cancer (Goldstein et al 1989) et par la fréquente utilisation de composés anticancéreux concernés (Gottesman et Pastan 1988). Le phénotype MDR se caractérise par la capacité des cellules exposées à un cytotoxique de développer une résistance croisée étendue à des cytotoxiques de familles et de modes d'action divers, tels que les alcaloides de la pervenche, les anthracyclines, les épipodophyllotoxines (Gottesman et Pastan 1988, Tsuruo 1988). Le phénotype MDR est généralement associé à la surexpression d'une glycoproteine membranaire (P-gp) codée par le gène MDR1 chez l'homme (Bielder et Riehm 1970, Juliano et Ling 1976, Bradley et al 1988, Croop et al 1988, Nooter et Herweijer 1991). Cette P-gp joue le rôle d'une pompe augmentant le flux sortant à dépendance énergétique qui conduit à une diminution importante de la concentration intracellulaire en cytotoxique ce qui diminue l'activité de ce dernier (Kartner et al. 1983, Endicott et Ling 1989).

Il existe cependant d'autres formes de MDR pour lesquelles les cellules malignes n'expriment pas la P-gp (Beck et al 1987, Mirski 1987, Danks et al 1988, Long et al 1991) et qui se caractérisent principalement par une altération quantitative et qualitative des topoisomérases II et / ou par l'altération de l'activité des glutathion transférases qui s'ajoute parfois à d'autres modifications cellulaires (Bradley et al 1988, Ganapathi et al 1989). De nombreux produits ont la capacité de moduler la MDR en augmentant la cytotoxicité des agents anticancéreux vis-à-vis des lignées cellulaires tumorales à profil MDR. Les modulateurs de la MDR ont des structures chimiques variées bien qu'ils partagent en commmun un caractère hydrophobe et une capacité à diffuser à travers la membrane cellulaire. Parmi les plus connus, le vérapamil, un inhibiteur des canaux calciques (Tsuruo et al 1981, Dalmar et al 1991), le trifluoropérazine, un inhibiteur de la calmoduline (Tsuruo 1982), la N-acetyl daunomycine et la vindoline, analogues non cytotoxiques des anthracyclines et des alcaloides de pervenche (Inaba et al 1984, 1986). La réserpine (Pearl et al 1990), le tamoxifène (Figueredo et al 1990, Berman et al 1991), les ciclosporines (Twentyman 1990), les anti-corps monoclonaux anti P-gp (Rittman-Brauer et al 1992) ont été décrits comme réversant complètement la résistance à la VCR dans les leucémies murines et partiellement la résistance à l'adriamycine (Ford et Hait 1990). Il semblerait que tous ces modulateurs agissent en interférant avec l'activité refoulante de la P-gp bien que cette interférence n'ait pas toujours été démontrée d'une manière concluante. Néanmoins, la concentration intracellulaire en cytotoxique augmente, ce qui entraîne la mort de la cellule. Les études cliniques de ces modulateurs de la MDR sont en nombre limité. La ciclosporine, le vérapamil et d'autres antagonistes calciques ont fait l'objet d'essais rigoureux ces dernières années (Sonneveld et Noter 1990, Sonneveld et al 1992, Dalton et al 1989, Salmon et al 1990, Van Kalten et al 1991). Les réponses transitoires induites par le verapamil dans le cas des myelomes multiples étaient accompagnées d'une toxicité importante aux doses actives dans cette indication (Dalton et al 1989). En ce qui concerne la ciclosporine, l'essai est plus concluant et les effets secondaires sont apparemment plus faibles (Sonneveld et al 1992). La recherche de modulateurs de la MDR plus spécifiques et plus puissants dépourvus de toxicité et d'activité pharmacologique aux doses actives est donc l'une des approches majeures pour vaincre ce type de résistance en clinique.

Ce rapport est consacré à l'analyse de l'activité modulatrice de la MDR d'un nouveau produit, le S 9788 n'appartenant à aucune classe chimique comprenant des composés décrits comme modulateurs du phénotype MDR (Dhainaut et al 1992).

RÉVERSION DE LA MDR PAR LE S 9788 DANS LES LIGNÉES CELLULAIRES RÉSISTANTES EN CULTURE

La surexpression membranaire de la P-gp dans les cellules résistantes DC-3F/AD (poumon de hamster chinois), P388/ADR et P388/VCR (leucémies murines), KB-A1 (carcinome épidermoide buccal), K562/R (leucémie myéloide chronique) et le S1/tMDR (carcinome pulmonaire humain transfecté par le gène MDR1) et une lignée de colon intrinsèquement MDR (COLO 320DM) est mise en évidence comparativement aux cellules sensibles parentales. Ce contrôle est effectué par cytométrie en flux après marquage de la P-gp par l'anticorps C219 (Léonce et al. 1992, Perez et al. 1993). La résistance croisée de chaque lignée est déterminée par le facteur de résistance et vis à vis d'autres composés impliqués, dans le phénotype MDR (tableau 1).

Tableau 1
Caracteristiques des lignées
IC50, nM

Lignées cellulaires	AD	ADR	VCR	VLB	VP16	Facteur de surexpression de la P-gp
Murines						
DC-3F	0.7±0.1	12.0±1.8	7.1±1.2	3.5±0.3	118.4±11.3	1
DC-3F/AD	14480±1240	4494±720	11770±660	3100±280	12280±1790	13.5
F. RES.	20686	375	1658	886	104	
P388 (Vitro)	0.2±0.01	30.0±3.9	3.7±0.7	2.6±0.4	89±47	1
P388/ADR-10	31.6±9.1	14511±2351	1182±106	274±46	6852±1519	5.7
F. RES.	158	484	319	105	77	
P388 (Vivo)	0.15±0.02	17.0±5.8	0.57±0.17	0.60	30.9	1
P388/VCR-20	3.4±0.3	358±33	49±10	15±10	593	3.5
F.RES.	23	21	86	25	19	
Humaines						
KB-3-1	0.6±0.2	20.2±2.6	0.9±0.3	1.3±0.2	673±124	1
KB-A1	170±41	6942±867	858±157	167±29	14086±1835	5.2
F.RES.	283	344	953	128	21	
K562/S	0.41±0.1	49.6±15.8	1.49±0.4	1.8±0.5	410±137	1
K562/R	58.3±6.3	2791±452	2129±530	353±71	4282±536	2.8
F.RES.	142	56	1429	196	10	
S1	0.15±0.03	28.6±2.7	2.5±0.2	1.5±0.1	373±47	1
S1/tMDR	3.0±0.3	76.6±3.8	414±52	86.7±9.2	965±271	1.3
F.RES.	20	2.7	166	58	2.6	
COLO320DM[a]	7.9±1.4	483±53	109±23	26.6±2.9	964±35	
F.RES.	NC	NC	NC	NC	NC	NC

(a) lignée intrinsèquement MDR (nc) : non calculable. Les facteurs de résistance des lignées MDR sont déterminés à partir des IC50 (nM) des cytotoxiques: actinomycine D (AD), adriamycine (ADR), vincristine (VCR), vinblastine (VLB), vépéside (VPS). (Facteur de résistance=IC50 lignée résistante/IC50 lignée sensible). La mesure de la P-gp par le marquage à l'anticorps spécifique C219 est exprimée dans les lignées résistantes en facteur de surexpression relative par rapport à la lignée sensible parentale.

L'activité modulatrice du VRP et du S 9788 est étudiée sur les lignées résistantes en présence du cytotoxique inducteur de leur résistance (tableau 2).

Tableau 2
Effet de 5 µM de S 9788 et VRP sur la cytotoxicité des agents inducteurs

Lignées cellulaires	IC50 (µM)		Cytotoxique	Facteur de résistance	Facteur de réversion 5 µM	
	VRP	S 9788			VRP	S 9788
Murines						
DC-3F	63.3	14.5	AD	1	1.3	1.0
DC-3F/AD	4.6	10.9	AD	20686	2.7	689
P388 (Vitro)	32.5	7.5	ADR	1	2.1	3.1
P388/ADR-10	23.3	7.9	ADR	484	36	244
P388 (Vivo)	ND	ND	VCR	1	3.6	5.1
P388/VCR-20	47.4	6.9	VCR	86	ND	314
Humaines						
KB-3-1	48.8	6.8	ADR	1	2.2	1.1
KB-A1	35.3	9.0	ADR	344	27	165
K562/S	50.0	6.8	ADR	1	ND	ND
K562/R	40.9	4.6	ADR	56	3.1	34
S1	36.9	29.4	VCR	1	2.4	1.7
S1/tMDR	32.8	14.0	VCR	166	76	245
COLO320DM	>50	14.5	ADR	ND	4.3	10

Facteur de résistance : IC50 lignée résistante / IC50 lignée sensible
Facteur de réversion : IC50 cytotoxique / IC50 cytotoxique + modulateur

Le tableau 2 montre les facteurs de réversion obtenus en présence d'une concentration équimolaire active et non toxique de S 9788 et de VRP (5 µM). On observe que le S 9788 est 2 à 255 fois plus actif que le VRP. La puissance supérieure du S 9788 face au VRP est vérifiée quels que soient la lignée ou le cytotoxique considérés (Pierré et al 1992). Pour avoir une idée sur la réversion de la MDR en fonction de la dose en modulateur, la Fig. 1 montre que le facteur de réversion à 1 µM de S 9788 (F. Rev. = 50) est déjà nettement supérieur au facteur de réversion obtenu par le VRP à 5 µM (F. Rev. = 10).

Figure 1
Réversion de la résistance de la lignée KB-A1 à l'ADR par le S 9788 et le VRP

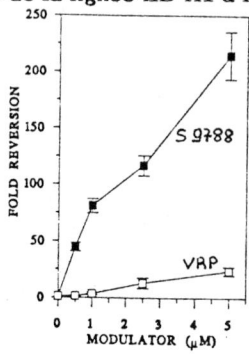

RÉVERSION PAR LE S 9788 DE LA RÉSISTANCE DES LEUCÉMIES P388 À L'ADR ET À LA VCR IN VIVO

Les leucémies résistantes P388 /ADR et P388/VCR ainsi que la leucémie P388 sensible sont inoculées (10^6 cellules) dans la cavité intrapéritonéale (IP) des souris B6D2F1 au jour 0. Les produits sont administrés par voie IP du jour 1 au jour 4. Le S 9788 est administré 30 à 60 minutes avant l'ADR ou la VCR. L'activité antitumorale est exprimée par la valeur des % T/C (T/C = temps médian de survie des animaux traités / temps médian de survie des animaux témoins) et le Δ T/C qui correspond au % T/C des souris traitées par le composé cytotoxique+modulateur - % T/C des souris traitées par le même composé cytotoxique à la même dose. L'ADR à 4 mg/kg et la VCR à 0.25 mg/kg administrées quotidiennement par voie IP du jour 1 au jour 4 sont actives sur la leucémie P388 sensible (les valeurs de T/C sont respectivement de 150 et 200 %) l'ADR administrée seule n'a pas d'effet sur la survie des souris inoculées par la souche résistante (P388/ADR). Les % T/C obtenus à 4 mg/kg sont de l'ordre de 108 %. Le T/C obtenu après administration de la VCR à 0.25 mg/kg/j aux souris inoculées par la P388/VCR est de 142 %. Le S 9788 ne montre aucun effet thérapeutique à 100 mg/kg/j (T/C = 90 %) et ne sensibilise pas cette leucémie aux cytotoxiques. Par contre, l'association de S 9788 à 100 mg/kg/j avec l'ADR à 4 mg/kg/j dans le modèle résistant P388/ADR où à 0.25 mg/kg/j de VCR dans le second modèle résistant P388/VCR augmente l'activité antitumorale des composés cytotoxiques où l'on obtient des ΔT/C positifs de 34 et 50 % respectivement (tableau 3). Les résultats montrent que le S 9788 est actif in vivo à des doses non toxiques dans les deux modèles résistants et que le S 9788 est capable de restaurer la sensibilité à la VCR et à l'ADR.

Tableau 3
Réversion de la MDR in vivo par le S 9788

Tumeur	Cytotoxique mg/kg/j	S 9788 mg/kg/j	T.med.S* (jours)	T/C (%)	ΔT/C (%)
P388	0	0	10	100	-
	0	100	9	90	-
	ADR 4	0	15	150	-
	ADR 4	100	15	150	0
	VCR 0.25	0	20	200	-
	VCR 0.25	100	17	170	-30
P388/ADR	0	0	12	100	-
	0	100	12	100	-
	ADR 4	0	13	108	-
	ADR 4	100	17	142	34
P388/VCR	0	0	12	100	-
	0	100	10	83	-
	VCR 0.25	0	17	142	-
	VCR 0.25	100	23	192	50

*Temps médian de survie

EFFET IN VIVO DU S 9788 SUR L'ACTIVITÉ ANTITUMORALE DE LA VCR SUR UNE LIGNÉE RÉSISTANTE DU CARCINOME ÉPIDERMOIDE BUCCAL HUMAIN KB-A1 GREFFÉE CHEZ LA SOURIS NUDE

Des fragments tumoraux sont greffés en sous-cutané bilatéralement chez des souris nude souche suisse (Iffa Credo). Quand le diamètre des tumeurs atteint 6 mm en moyenne (jour 0), les produits sont administrés par voie IP aux jours 0,1,3,4. L'efficacité du traitement est évalué par le retardement de la croissance tumorale spécifique (SGD = Td traité / Td témoin), Td étant le temps de doublement de la tumeur en jours. Le tableau 4 présente la réversion de la résistance à la VCR chez les souris nude porteuses de la tumeur KB-A1/ADR. L'effet de la VCR administrée seule est marginale. Le modulateur n'a pas d'effet thérapeutique tandis que l'association du S 9788 (50 mg/kg/j) à la VCR (0.75 mg/kg/j) est capable de retarder la croissance tumorale d'environ 50 % et de prolonger significativement le Td de la tumeur. Le fractionnement de la dose du modulateur en deux fois, administré avant et après la VCR, semble améliorer l'efficacité en prolongeant le Td et le retard de la croissance tumorale (tableau 4).

Tableau 4
Reversion de la résistance à la VCR chez la souris nude
greffée par une lignée de carcinome epidermoide buccal humain KB-A1/ADR

Doses (mg/kg/j)		Td (jours)	S.G.D. (jours)
S 9788	VCR		
0	0	4	1
0	0.75	5.1	1.3
75	0	3.9	0.97
50	0.75	7.1	1.8
25×2	0.75	9.8	2.4

Td : temps de doublement de la tumeur en jours
SGD : Specific Growth Delay en jours
Les animaux sont distribués au hasard par groupe de 6 souris.

MÉCANISME D'ACTION DU S 9788

Le mécanisme d'action du S 9788 est évalué au niveau moléculaire par sa capacité à bloquer la fixation de l'azidopine tritiée (un bloqueur photoactivable des canaux calciques) sur la glycoprotéine-P (Safa et al 1987). Les membranes cellulaires (P388/ADR) sont obtenus selon la méthode décrite par Cornwell et al (1986). La concentration en protéines de la préparation finale est appréciée par la méthode de Bradford (1976). Le marquage de la P-gp est effectué selon la méthode décrite par Komiwatari et al. (1989). La compétition et l'analyse du marquage sont décrites par Leonce et al (1992). Les contrôles de routine avec l'anticorps anti-P-gp et une fraction de référence riche en P-gp ont clairement démontré que la P-gp était bien l'espèce protéique marquée par l'azidopine tritiée dans les conditions expérimentales. La compétition vis-à-vis du marquage de la P-gp par l'azidopine tritiée est linéaire en fonction de la dose d'inhibiteurs. L'IC50 mesurée pour le S 9788 est de 56 µM. Comme produits de référence, le vérapamil et la ciclosporine ont été également étudiés. Leurs IC50 sont respectivement de 100 µM et de 1 µM (Léonce et al. 1992).

La cause principale de la résistance des lignées MDR est la diminution de l'accumulation intracellulaire des composés cytotoxiques. Il est donc intéressant de vérifier et quantifier les variations d'accumulation intracellulaire des agents anti-cancéreux en présence ou non des produits potentiellement réversants. Pour réaliser ces études, il est possible d'exploiter les propriétés fluorescentes de cytotoxiques comme l'adriamycine et de mesurer directement son accumulation intracellulaire par cytométrie en flux en présence ou non des modulateurs testés (Léonce et al 1992).

Les effets du S 9788 et du VRP sur l'accumulation de l'ADR dans les cellules KB-A1 sont exprimés par l'augmentation de la fluorescence moyenne de l'ADR des cellules traitées par rapport à la fluorescence moyenne de l'ADR des cellules non traitées (var-fluo-ADR) (fig. 2). Le S 9788 est plus puissant que le VRP à toutes les concentrations utilisées.

Figure 2
Effet du S 9788 et du VRP sur l'accumulation de l'ADR

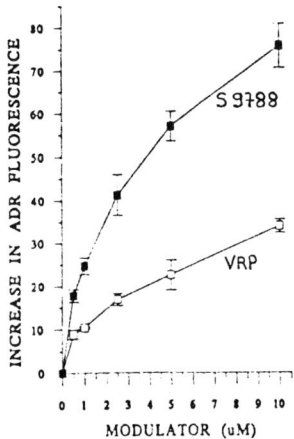

Les cellules KB-A1 résistantes sont incubées avec l'ADR en présence de S 9788 ou de VRP pendant 5 h. et la fluorescence est mesurée par cytométrie en flux. Les e.s.m. représentent 3 expériences au moins.

DISCUSSION

Le phénotype MDR des lignées résistantes mentionnées dans cet article a été décrit par Nielson et Skovsgaard 1992. Nous avons pu observer une bonne corrélation entre les taux d'expression de la P-gp et la résistance aux cytotoxiques impliquées dans la résistance MDR. Les cellules résistantes utilisées présentent le phénotype MDR et expriment la P-gp contrairement aux cellules sensibles dont elles dérivent. Les modèles cellulaires sont donc adaptés à l'évaluation des composés réversant la MDR et sont validés par rapport aux données de la littérature. Le S 9788 est toujours plus actif que le VRP, il est 2 à 255 fois plus efficace que le VRP pour potentialiser l'activité des agents anti-cancéreux. En outre, l'activité réversante du S 9788 est maintenue lorsque le cytotoxique est différent de l'agent inducteur de la résistance (Pierré et al 1990). Le S 9788 a très peu ou pas d'effets sur la sensibilité des lignées parentales (lignées sensibles n'exprimant pas la P-gp) son activité paraît donc liée au phénotype MDR. Avec le schéma d'administration J1 à J4 utilisé in vivo dans le traitement des leucémies murines (P388, P388/ADR, P388/VCR), l'activité réversante obtenue par l'association S 9788 (100 mg/kg) + ADR (4 mg/kg) ou VCR (0.25 mg/kg) est très intéressante puisque les Δ T/C % obtenus sont respectivement 30 et 50. Le VRP (125 mg/kg) associé à la VCR (100 µg/kg) en administration IP pendant 5 jours consécutifs à des souris inoculées par voie IP par la leucémie P388/VCR donne un Δ T/C de 45 (Tsuruo et al 1981).

Sachant que le VRP ne restaure pas la sensibilité de la souche P388/ADR in vivo, ceci souligne bien l'intérêt du S 9788. La cyclosporine A, comme le VRP est aussi un des composés les plus étudiés comme modulateur de la MDR et capable de produire un Δ T/C de 41 quand elle est administrée IP à 80 mg/kg/j pendant 5 jours en association avec 0.3 mg/kg de daunorubicine dans le traitement du carcinome d'Erlish sous forme d'ascite (Slater et al 1986). Cependant, ni le VRP ni la ciclosporine n'ont été décrits comme restaurant la sensibilité d'une tumeur solide humaine résistante greffée chez la souris nude. La restauration de la sensibilité à la chimiothérapie en clinique par la ciclosporine concerne les leucémies et les myélomes multiples (Sonneveld et al 1992). En outre, des expériences complémentaires ont montré que sur trois lignées (DC-3F/AD, K562/R et COLO320 DM) la ciclosporine a une activité réversante plus faible que celle du VRP et nous savons déjà que le VRP a une activité réversante inférieure au S 9788 (Pierré 1992, Léonce 1992). Par contre, l'activité de la ciclosporine est supérieure à celle du S 9788 sur la lignée P388/ADR-10 (une lignée leucémique murine résistante à 10 µM d'ADR). La capacité du S 9788 à corriger la résistance d'un carcinome humain greffé chez la souris explique notre intérêt pour ce produit surtout que la ciclosporine semble restaurer préférentiellement la sensibilité des leucémies et des myelomes par rapport aux xénogreffes de tumeurs solides. Par conséquent, l'intérêt de rechercher un agent susceptible de restaurer la sensibilité des tumeurs solides résistantes est primordial. La capacité du S 9788 en association avec la VCR à sensibiliser par voie IV le carcinome épidermoide buccal KB-A1, à phénotype MDR, suggère que la distribution du produit est assez satisfaisante pour atteindre une tumeur solide. Ceci concorde avec les taux plasmatiques élevés retrouvés in vivo chez la souris (Pierré et al 1992). Ce profil séduisant a suscité l'intérêt d'une étude clinique. Les études de pharmacocinétique chez l'homme sont rassurantes puisqu'elles ont montré la possibilité d'atteindre des taux plasmatiques correspondant aux doses efficaces in vitro (2 µM après une perfusion d'une demi-heure de 96 mg/m^2) (Khayat et al 1993). L'évaluation de l'activité modulatrice du S 9788 en fonction de son temps de contact pour une exposition fixe de 4 heures à la VCR, tandis que le S 9788 est maintenu dans le milieu pendant 20 ou 72 heures après élimination de la VCR, a montré que le S 9788 restaure totalement la sensibilité d'une lignée de carcinome pulmonaire humain (transfectée par le gène MDR1) (Perez et al 1993). Ceci suggère qu'un allongement du temps de perfusion en clinique serait profitable.

Pour conclure, sachant que la MDR clinique peut être induite partiellement par le traitement et que la proportion des cellules résistantes augmente généralement au fur et à mesure que la chimiothérapie est prolongée, les approches cliniques pour diminuer ou empêcher l'apparition de cette résistance mérite davantage notre attention.

REFERENCES

Belpomme, D. (1991) : Diversité des mécanismes de résistance aux chimiothérapies anticancéreuses. *M/S* 7, 465-472

Beck, W.T., Cirtain, M.C., Danks, M.K. et al. (1987) : Pharmacological, molecular and cytogenetic analysis of "atypical" multidrug resistant human leukemic cells. *Cancer Res*, 47, 5455-5460.

Berman, E., Adams, M., Duigon-Ostendorf, R. et al. (1991) Effect of Tamoxifen on cell lines displaying the multidrug resistant phenotype, *Blood*, 77, 818-825

Bielder, J.L. and Riehm, H. (1970) : Cellular resistance to actinomycin D in chinese hamster cells in vitro : cross-resistance, radiography and cytogenetic studies. *Cancer Res.*, 30, 1174-1184

Bradford, M.A. (1976). A rapid and sensitive method for the quantitation of microgram quantities of protein utilizing the principle of protein dye binding. *Anal. Biochem.* 72, 248-254

Bradley, G., Juranka, P.F., and Ling, V. (1988) : Mechanism of multidrug resistance. *Biochem. Biophys. Acta*, 948, 87-128

Cornwell, M.M., Gottesman, M. and Pastan I.R. (1986) : Increased VLB binding to membrane vessels from multidrug resistant KB cells, *J. Biol. Chem.*, 261, 7921-7928

Croop, J.M., Gros, P. and Hausman D.E. (1988) : Genetics of multidrug resistance, *J. Clin. Invest.* 81, 1303-1309

Dalmark, M., Pals, H. and Johnsen, A.H. (1991) : Doxorubicin in combination with verapamil in advanced colorectal cancer, *Acta Oncologica*, 30, 23-26

Dalton, W.S., Grozan, T.M., Rybski, J.A. et al. (1989) : Immunohistochemical detection and quantitation of P-glycoprotein in multiple drug resistant human myeloma cells : association with level of drug resistance and drug accumulation, *Blood*, 73, 747-752

Dalton, W.S., Grozan, T.M., Meltzer, P.S. et al (1989) : Drug resistance in multiple myeloma and non Hodgkin's lymphoma : detection of P-glycoprotein and potential circumvention by addition of verapamil to chemotherapy, *J. Clin. Oncol.*, 7, 415-424.

Danks, M.K, Schmidt C.A., Cirtain M.C. et al.(1988) : Altered catalytic activity of a DNA cleavage by DNA topoisomerase II from human leukemic cells selected for resistance to VM-26, *Biochem.*, 27, 8861-8869

Dietel, M. (1991) : What's new in cytostatic drug resistance and pathology ? *Path. Res. Pract.* 187, 892-905

Dhainaut, A., Regnier, G, Atassi, Gh et al. (1992) : New triazine derivatives as potent modulators of multidrug resistance. *J. Med. Chem.* 35, 2481-2496

Endicott, J.A. and Ling, V. (1989) : The biochemistry of P-glycoprotein-mediated multidrug resistance. *Ann. Rev. Biochem.* 58, 137-171

Figueredo, A., Arnold, A, Goodycar, M, et al. (1990) : Addition of verapamil and tamoxifen to the initial chemotherapy of small cell lung cancer. *Cancer Res.* 65, 1895-1902

Ford, J.M. and Hait W.N. (1990) : Pharmacology of drugs that alter multidrug resistance in cancer. *Pharmacol. Rev.* 42, 155-199

Ganapathi, R., Grabowski, D., Ford, J., et al. (1989) : Progressive resistance to doxorubicin in mouse leukemia cells with multidrug resistance phenotype : reductions in drug-induced topoisomerase II-mediated DNA cleavage. *Cancer Commun.* 1, 217-224.

Goldstein, L.J., Galski, H., Fojo, A., (1989) : Expression of a multidrug resistance gene in human cancers. *J. Natl. Cancer Inst.* 81, 116-124

Gottesman, M.M. and Pastan, I. (1988) : Resistance to multiple chemotherapeutic agents in human cancer cells. *Trend in Pharmacol. Sci.* 9, 54-58

Inaba, M., Nagashima, K., Sakurai, Y. F. et al. (1984) : Reversal of multidrug resistance by non antitumor anthracyclin analogs. *Gann* 75, 1049-1052.

Inaba, M. and Kinagashima, K. (1986) : Non antitumour vinca-alkaloids reverse multidrug resistance in P388 leukemia cells in vitro. *Jpn. J. Cancer Res. (Gann).* 77, 197-204.

Juliano, R.L. and Ling, V. (1976) : A surface glycoprotein modulating drug permeability in chinese hamster ovary cell mutants. *Biochem. Biophys. Acta* 455, 152-162.

Kamiwatari, M., Nagata, Y., Kikuchi, H. et al. (1989) : Correlation between reversing of multidrug resistance and inhibiting [3H] azidopine photolabelling of P-glycoproteine by newly synthesized dihydropyridine analogues in a human cell line. *Cancer Res.* 49, 3190-3195.

Kartner, N., Riordan, J.R. and Ling, V. (1983) : Cell surface P-glycoprotein is associated in multidrug resistance in mammalian cell lines. *Science* 221, 1285-1288.

Khayat, D., Benhammouda A., Weil M. et al. (1993) : A new multidrug resistance modulating agent S 9788 : preliminary report of the phase I clinical trials in combination with vincristine. *Proc. 4th Intern. Congress on Anticancer Chemotherapy*, Abs 29, 90

Kuzmich, S. and Tew, K.D. (1991) : Detoxification mechanisms and tumour cell resistance to anticancer drugs. *Med. Res. Rev.* 11 (2), 185-217.

Long, B.H., Wang, L., Lorico, A., et al. (1991) : Mechanisms of resistance to etoposide and teniposide in acquired resistant human colon and lung carcinoma cell lines. *Cancer Res.* 51, 5275-5284.

Leonce, S., Pierré, A., Anstett, M. et al. (1992) : Effects of a new triazinoamino piperidine derivative on adriamycin accumulation and retention in cells displaying P-glycoprotein-mediated multidrug resistance. *Biochem. Pharmacol.* 44, 1707-1715.

Mirski, S.E.L., Gerlach, J.H., Cole, S.P.C. (1987) : Multidrug resistance in a human small cell lung cancer cell line selected in adriamycin. *Cancer Res.* 47, 2594-2598.

Nielson, D., Skovsgaard, T. (1992) : P-glycoprotein as multidrug transporter : a critical review of current multidrug resistant cell lines. *Biochem. Biophys. Acta* 1139, 169-183

Nooter, K., Herweijer, H. (1991) : Multidrug resistance (MDR) genes in human cancer. *Br. J. Cancer.* 63, 663-669

Pearl, H.L., Winter, M.A. and Beck, W.T. (1990) : Structural characteristics of compounds that modulate P-glycoprotein-associated multidrug resistance. *Enzyme Regul.* 30, 357-373.
Perez, V., Pierré, A., Léonce, S. et al. (1993) : Caractérisation in vitro de l'activité du S 9788, un nouveau modulateur de la résistance multidrogue. *Bull. Cancer,* accepted
Pierré, A., Dunn, T.A., Kraus-Berthier, L. et al. (1992) : In vitro and in vivo circumvention of multidrug resistance by Servier 9788, a novel triazinoaminopiperidine derivatives. *Invest. New Drugs* 10, 137-148.
Rittmann-Grauer, L.S., Yong, M.A., Sanders, V., et al. (1992) : Reversal of vinca-alkaloid resistance by anti-P-glycoprotein monoclonal antibody HYB-241 in a human tumour xenograft. *Cancer Res.* 52, 1810-1816
Robinson, I.B. (1992) : The role of the MDR1 (P-glycoprotein) gene in multidrug resistance in vitro and in vivo. *Biochem. Pharmacol.* 43, 95-102
Safa, A.R., Glover, C.J., Sewell, J.L. et al. (1987) : Identification of the multidrug resistance related membrane glycoprotein as an acceptor for calcium channel blcokers. *J. Biol. Chem.* 266, 7884-7888
Salmon, S.E., Dalton, W.S., Grogan, T.M. et al. (1990) : Multidrug-resistant myeloma : laboratory and clinical effects of verapamil as a chemosensitizer. *Blood* 78, 44-50
Slater, L.M., Sweet, P., Stupecky, M. et al. (1986) : Cyclosporine A corrects daunorubicin resistance in Ehrlish ascite carcinoma. *Br. J. Cancer* 54, 235-238
Sonneveld, S., Durie, B.G.M., Lokhorat, H.M., et al. (1992) : Modulation of multidrug-resistant multiple myeloma by cyclosporine. *Lancet* 340, 255-259.
Sonneveld, P., Nooter, K. (1990) : Reversal of drug resistance by cyclosporine A in a patient with acute myelocytic leukemia. *Britsh J. of Haematol.* 75, 208-211
Tsuruo, T. (1988) : Mechanisms of multidrug resistance and implication for therapy. *Jpn. J. Cancer Res. (Gann)* 79, 285-296
Tsuruo, T., Iiada, H., Tsukagoshi, S. et al. (1981) : Overcoming of vincristine resistance in P388 leukemia in vivo and in vitro threw inhanced cytotoxicity of vincristine and vinblastine by verapamil. *Cancer Res.* 41, 1967-1972.
Tsuruo, T., Iiada, H., Tsukagoshi, S. et al. (1982) : Increased accumulation of vincristine and adriamycin in drug resistant P388 tumour cells following incubation with calcium antagonists and calmodulin inhibitors. *Cancer Res.* 42, 4730-4733.
Twentyman, P.R. (1992) : Cyclosporins as drug resistance modifiers. *Biochem. Pharmacol.* 43, 109-117
Van Kalten, C., Van der Hoeven, J.J.M., De Jong, J. et al. (1991) : Bepridil in combination with anthracyclines to reverse anthracycline resistance in cancer patients, *Eur. J. Cancer* 27, 739-744.

Summary

The MDR associated with overexpression of P-glycoprotein (P-gp) is one of the most studied form of resistance to anticancer chemotherapy. Many clinically useful lipophilic drug have been shown to interfere with drug efflux mediated by P-gp, consequently circumventing this type of MDR. However, overcoming MDR in vivo in experimental solid tumour models or in the clinic is not clearly established yet. Thus, there is a serious need to identify new modulators of P-gp effective in solid human tumours. S 9788, a diamino-triazino piperidine derivative belonging to a new class of MDR modulators showed encouraging effect in overcoming MDR in a human epithelial carcinoma of the mouth both in vitro and in vivo. Pending the discovery of a more specific anti P-gp agents, S 9788 may be useful in overcoming MDR associated to P-gp in the clinical cancer diseases.

Chimio- et radioprotecteurs

Jean-Marc Extra, Sylvie Giacchetti, Marc Espié, Fabien Calvo et Michel Marty

Groupe de Pharmacologie Clinique des Agents Anticancéreux, Hôpital Saint-Louis, 1, avenue Claude-Vellefaux, 75010 Paris, France

Résumé. Les agents chimio et radioprotecteurs visent à protéger certains des organes cibles de la toxicité des radiations ionisantes et/ou des agents cytotoxiques sans affecter la sensibilité des cellules cancéreuses. Si de nombreuses cibles pharmacologiques sont possibles, les plus fréquemment concernées sont la formation de complexes avec des alkylants et des espèces radicalaires par des groupes thiols (Gluthation, Diethyl-dithiocarbamate, amifostine) ou et l'inhibition de la formation de complexes ferreux ou ferriques générateurs de radicaux libres (razoxane). Les premiers réduisent expérimentalement les toxicités de nombreux agents alkylants et des radiations ionisantes et réduisent au moins la toxicité hématologique et muqueuse chez l'homme; les seconds réduisent expérimentalement la cardiotoxicité des anthracyclines et la toxicité pulmonaire de la bléomycine, la prévention de la cardiotoxicité des anthracyclines étant démontrée chez l'homme. De nombreux autres agents (interleukine-1, peptides, polysaccharides synthétiques) sont capables de protéger les cellules souche hématopoïétiques , les neurones (dérivés de l'ACTH), mais leur activité chez l'homme n'est pas étayée. Il est probable que l'activité maximale sera obtenue avec des associations d'agents protecteurs et activant la récupération des principales toxicités; il restera à démontrer que ceci affecte positivement les résultats des traitements anticancéreux.

INTRODUCTION

Les chimio et/ou radioprotecteurs sont des agents pharmacologiques capables de prévenir les lésions de cellules normales appartenant à un ou plusieurs systèmes et induites par les traitements anticancéreux impliqués (Dorr , 1991). Comme tels, ils se différencient des réparateurs -agents qui stimulent les processus de réparation mis en cause une fois les lésions des cellules normales cibles induites. Cette opposition est essentiellement fondée sur des mécanismes d'action différents : en pratique clinique l'utilisation séquentielle de ces deux types d'agents peut conduire à des effets additifs. Dans cette revue, on retiendra des agents qui affectent le(s) mécanisme(s) de cytotoxicité dans des cellules normales et cancéreuses et non les agents s'opposant à des effets secondaires indésirables (ESI) de mécanisme différent de celui de la cytotoxicité (antiémétiques par exemple). Dans l'idéal ces protecteurs doivent: 1)Interférer avec un mécanisme de toxicité général c'est à dire partagé par plusieurs agents cytotoxiques et les radiations ionisantes (RI), et impliqué dans plusieurs ESI; 2) ne pas réduire la toxicité pour les cellules cancéreuses; 3) ne pas interférer avec les propriétés pharmacocinétiques des cytotoxiques; 4) être aisément administrables et bien tolérés. Aucun protecteur ne répond totalement à ces caractéristiques mais plusieurs ont permis d'augmenter l'index thérapeutique de traitements cytotoxiques expérimentalement et/ou chez l'homme. Historiquement le le mercaptoethane sulfonate (Mesna) a été un des premiers protecteurs efficace chez l'homme -prévenant la toxicité vésicale induite par l'acroléine - métabolite urinaire non cytotoxique pour les cellules cancéreuses des oxazophorines; cette propriétés particulière exploitant des particularités pharmacocinétiques de cette classe d'anticancéreux nous a conduit à ne pas l'envisager dans cette revue. Les propriétés pharmacologiques les plus explorés sont: la formation de complexes dans des cellules normales avec les espèces radicalaires et les alkylants; l'inhibition de la formation de complexes métal-radicaux libres ; l'inhibition de la division de cellules normales.

AGENTS COMPLEXANT LES ESPECES RADICALAIRES ET LES ALKYLANT.

Il s'agit des protecteurs les plus étudiés. La plupart conduit à la libération de radicaux thiols complexant les radicaux libres générés par les RI et certains cytotoxiques, ainsi que les molécules alkylantes dans la cellule normale. Il est vraisemblable que le mécanisme de protection soit plus complexe et multifactoriel, pouvant faire intervenir une hypothermie, une stimulation de la réparation de l'acide désoxyribonuléique (ADN) en présence d'oxygène. Ainsi, il n'existe pas une proportionnalité stricte entre la réduction des cassures monobrins induites par les RI et la radioprotection obtenue (Milas et al, 1988). De très nombreuses substances appartenant à cette classe - cystéine, cystéamine, glutathion, diéthyl-dithiocarbamate, aminothiols ont été étudiées initialement pour leur effet radioprotecteur: seuls les trois dernières ont des propriétés protectrices suffisantes pour qu'une étude clinique ait été entreprise.

GLUTATHION ET DERIVES ESTER.

De très nombreuses études expérimentales ont été consacrées à ces molécules. Leur mécanisme d'action comporte à la fois une réplétion des stocks de thiols , de glutathion et de cystéine intracellulaire ainsi qu'une inhibion de la production de TNF induite par les agents cytotoxiques. Expérimentalement chez la souris, ils confèrent une protection significative (et plus importante que celle des aminothiols) à l'égard des nitrosourées (BCNU) et oxazophorines (Teicher, 1988). Ces effets n'ont pas été transposés chez l'homme.

THIOCARBAMATES.

Parmi les assez nombreuses molécules de cette famille, la plus étudiée est le diethyldithiocarbamate (Immuthiol^R). Il possède expérimentalement des propriétés très pleiotropiques: immunomodulatrices , recrutant et activant les lymphocytes T; inhibitrices de la croissance tumorale de certaines lignées; établissement de liaison avec les organoplatines -et par là susceptible de réduire leur concentration plasmatique active; stimulation de la production de CSF par des cellules stromales médullaires et réparation de la myélotoxicité expérimentale de plusieurs (carboplatine, nitrosurées) cytotoxiques, mais pas tous (amétycine); action intracellulaires complexes avec formation de complexes avec le cuivre, formation de radicaux libres et de produits de peroxydation lipidique, déplétion du glutathion intracellulaire (Kelner et al, 1989). Le DDTC présenterait potentiellement des propriétés de chimioprotecteur et de chimioréparateur de mécanisme incertain et complexe. Ces propriétés ont été précisées chez l'animal ou l'administration de DDTC avant ou après l'administration d'organoplatine réduit la léthalité chimioinduite, mais aussi les taux plasmatiques de platine libre actif. Les toxicités hématologiques et rénales sont réduites dans ces études. Ces résultats - ou le maintien de l'activité antitumorale n'est pas constamment démontré- ont conduit à des études cliniques chez l'homme, essentiellement afin d'étudier la protection à l'égard des ESI des organoplatines (Gandara et al, 1991):aux doses permettant d'atteindre des concentrations plasmatiques actives chez l'animal ($4g/m^2$): 1) les ESI sont constants (hypertension, flush, diaphorese, agitation); les paramètres pharmacocinétiques du cisplatine ne sont pas modifiés; 3) la néphrotoxicité apparaît réduite autorisant des administrations de DDP à la dose de 160 mg/m^2; 4)Les autres toxicités et en particulier la neuro et ototoxicité ne semblent pas modifiées.

A l'heure actuelle, il n'est pas clair que le diethyldithiocarbamate puisse avoir un rôle réel en tant que chimioprotecteur, et les agents à l'égard duquel ce rôle s'exercerait ne sont pas définis avec précision. Il est possible que le schéma étudié chez l'homme - administration après le cisplatine- ne soit pas optimal et que l'administration avant le cytotoxique soit préférable (Borch et al, 1988).

AMINOTHIOLS-AMIFOSTINE

Les aminothiols constituent une famille importante et spécifiquement étudiée initialement pour ses propriétés radioprotectrices, avec d'ailleurs des perspectives miltaires. Un agent au moins , l'amifostine, possède expérimentalement et semble-t'il cliniquement des proriétés médicalement utiles.
L'amifostine (ethanediol, 2- (3-aminopropyl)amino, dihydrogène phosphate, ethiofos, WR-2721, Ethyol[R]) est donc un thiophosphate organique.

Mécanisme d'action.

Il s'agit d'une prodrogue qui conduit par déphosphorylation au métabolite actif, le WR-1065. Du fait d'une meilleure vascularisation, d'une plus grande activité des phosphatases alacalines membranaires, et d'un pH plus élevé, les tissus normaux absorbent beaucoup plus efficacement le WR-1065 que les cellules cancéreuses (Yuhas et al, 1980): celui-ci complexe les espèces radicalaires -médiateurs de la cytotoxicité des radiations ionisantes mais aussi partiellement de l'effet de plusieurs cytotoxiques (anthracyclines, anthraquinones, bléomycine, etoposide), par échange d'hydrogène peut lier les molécules alkylantes , et régule la quantité d'oxygène capable d'atteindre les cibles radiosensibles d'une cellule (Durand, 1983). D'autres mécanismes d'importance encore non définie existent: promotion du transport de la cystine et stimulation de la synthèse du glutathion, liaison avec l'ADN ou des protéines associées, stimulation de la réparation de l'ADN , effet sur le cycle cellulaire, inhibition de la platination des cibles intracellulaires (McCulloch et al, 1991; Issels et al, 1989;).

Propriétés pharmacologiques expérimentales.

Les propriétés pharmacologiques, conséquence du mécanisme d'action concernent avant tout les cellules normales. Un grand nombre de cellules tumorales a été étudié selon des modalités nombreuses (lignées cellulaires, tumeurs greffées chez l'animal, xénogreffes de tumeurs humaines, modèles de purge médullaire) et avec de nombreux cytotoxiques (radiations ionisantes, cyclophosphamide, mafosfamide, nitrosourées, doxorubicine, étoposide): l'amifostine et son métabolite actif le WR-1065 n'entraînent en général pas de protection dans ces modèles (Clement et al, 1982; Yuhas et al, 1980) ou ils potentialisent parfois l'activité du cytotoxique étudié. Le WR-2721 entraîne des hypothermies -connues pour réduire la radio- et chimiosensibilité de tumeurs greffées- chez la souris rendant l'interprétation des peu importantes protections de tumeurs greffées difficile (tableau 2)(Clement et al,1982; Twentyman ,1983).

La radioprotection des tissus normaux a été établie expérimen-talement chez la souris, et pour les rayons X (10-40Gy) délivrés en une ou plusieurs fractions (Milas et al, 1982 et 1988), les rayons gamma et les neutrons (Sigdestad et al, 1992; Grdina et al, 1992, Carnes et al, 1992). Elle dépend de la dose de WR-2721, de l'intervalle entre l'administration du protecteur et l'irradiation et n'est pas identique pour tous les tissus normaux et ne s'exerce pas pour(tableau 1) (Milas et al, 1982; Yuhas et al, 1969). Cette radioprotection s'exerce pour les effets aigus et tardifs (carcinogénicité) des radiations.

Espece	Tissu	Facteur de modification
Souris	Jejunum	1.64
Souris	Testicule	1.54
Souris	Alopécie	1.24
Souris	Moëlle osseuse	1.7
Souris	Peau	1.4-1.7

Tableau 1: Radioprotection de différents tissus normaux murins par le WR-2721.

La chimioprotection par le WR-2721 de tissus normaux a été démontrée dans différents modèles (Schuchter et al, 1992;Wasserman et al, 1981): néphrotoxicité expérimentale du cisplatine; myélotoxicité du melphalan, de la cyclophosphamide, du BCNU, de la moutarde à l'azote, de l'amétycine et peut-être de la doxorubicine; neurotoxicité du cisplatine. Cet effet n'est, comme le mode d'action permet de le prévoir, observé qu'avec les cytotoxiques alkylant et apparentés et/ou générateurs de radicaux libres.

Pharmacocinétique et distribution.

Après injection intraveineuse brève chez l'homme, la disparition plasmatique est biphasique avec une demi-vie de distribution alpha de 0,87 minutes et une demi-vie terminale d'environ 9 minutes (Shaw et al, 1988). Le volume de distribution est limité, la clairance corporelle élevée (2,17 l/m^2) et l'élimination urinaire inférieure à 10%. Le métabolite actif -WR-1065- étudié dans la moëlle osseuse atteint un pic 5 minutes après la perfusion d'amifostine et n'est pratiquement plus détectable après 2,5 heures. Des administrations répétées aparaissent logiques en cas d'exposition durable aux cytotoxiques. Le transport transmembranaire est passif; 90% de la molécule intracellulaire sont cytoplasmiques et faiblement liés, 10% nucléaires et fortement liés (Meechan et al, 1991).

Cellules	Type tumeur	Système	Cytotoxique	Protection
HeLa	Epidermoïde	Lignées	Radiations	Non
Me-180	Mélanome	Lignées	Radiations	Non
B16	Mélanome	Greffe	LPAM	Non
HT-29	Colorectal	Lignées	Radiations	Non
Colo 395	Colorectal	Lignées	Radiations	Non
V79-171		Lignées	Radiations	Non
Ov.2008	Ovaire	Lignées	Radiations	Non
MDA-MB-435	Sein	Xénogreffe	Doxorubicine	Non
PA-1	TératoK	Lignées	mitomycin C cisplatin carboplatin doxorubicin 4-HC etoposide	Non
I-347	lymphome	Greffe	Radiation	Non
REH	LAL	Purge ex-vivo	4-HC	Additif
KM3	LAL	Purge ex-vivo	4-HC	Additif
CEM-CCRF	LAL	Purge ex-vivo	4-HC	Additif
MOLT-4	LAL	Purge ex-vivo	4-HC	Additif
P388	LAL	Greffe	mitomycin C HN2 carboplatin Radiation	Non Non Non +/-
HTB-119	SCLC	Lignées	LAMP	
HTB-120	SCLC	Lignées	LAMP	Non
KHT	Sarcome	Greffes	Radiation CPM, CCNU, LPAM DDP	Non +
FSA	Sarcome	Greffes	Radiation DDP	Non
Lewis	Bronches	Greffes	Radiation LPAM	Non +/-
AKR	LAL	Greffes	HN2	Additif
EMT-6	Sein	Greffes	Radiation	Non
U251-MG	Glioblastome	Lignées	CARBOPLATINE	Non
U87-MG	Glioblastome	Lignées	CARBOPLATINE	Non
RIF1	Sarcome	Greffes	Radiation CPM, CCNU, LPAM DDP	+/- +/- +/-

Tableau 2: Sensibilité de différentes tumeurs malignes à divers cytotoxiques en présence de WR-2721.

LAL: Leucémie aigüe lymphoblastique; SCLC: cancer bronchique à petites cellules; TératoK: tératocarcinome; LAMP: light-activated merocyanine 540 phototreatment; HN2: moutarde à l'azote ; CPM: cyclophosphamide; CCNU: Chloroethyl-cyclohexyl nitrosourée; LPAM: melphalan;

Résultats cliniques.

La dose utilisable pour obtenir une chimioprotection est de 910 mg/m^2 administrée en perfusion intraveineuse de 15 minutes avant l'exposition au cytotoxique; on observe essentiellement deux ESI: nausées et vomissements chez une majorité des malades, et chutes tensionnelles significative chez 5% des malades, en règle rapidement réversible à l'arrêt de l'amifostine et justifiant une réduction des doses ultérieures. Une hypocalcémie rarement symptomatique est observée mais pourrait être plus significative en cas d'administrations rapprochées. Des éternuements, des bouffées de chaleur et une sensation de goût métallique sont possibles. Des doses moins élevées ont été utilisées en association avec des chimiothérapies (730 mg/m^2) et avant chaque séance de radiothérapie (430 mg/m^2) (Schuchter et al, 1992).

Amifostine et cisplatine. Les premières études (phase I et phase II) ont suggéré une réduction de la néphro- et neurotoxicité par rapport à des contrôles historiques; des doses de 120 à 150 mg/m^2 de DDP pourraient être administrées ainsi (Glover et al, 1989;). Ces effets protecteurs ne sont pas aussi clairs dans une étude controlée utilisant l'association de CPM et de DDP, en particulier du fait de l'utilisation d'un régime de diurèse forcée particulièrement efficace et assurant une très faible incidence de néphrotoxicité dans le groupe contrôle (Glick et al, 1992).

Amifostine et carboplatine. Alors que les études de phase I ont montré que le carboplatine à la dose de 500 mg/m^2 pouvait être associé au WR 2721 les résultats préliminaires d'une étude randomisée ne confirment par la myéloprotection du WR 2721 (Luginbuhl et al, 1992).

Amifostine et amétycine. Une étude randomisée montre une réduction de la thrombopénie induite par des doses de 20 mg/m^2 d'amétycine chez les malades prétraités par amifostine (Veach, 1992).

AMifostine et cyclophosphamide. Plusieurs études ouvertes, éventuellement avec cross-over, suggèrent fortement une réduction de la neutropénie induite par des doses de 1500 mg/m^2 de cyclophosphamide chez 90% des malades prétraités par WR 2721: la valeur au nadir double pratiquement et les durées de neutropénies sont réduites. Dans une étude randomisée chez des femmes atteintes d'adénocarcinome ovarien et traitées par cyclophosphamide (1000mg/m^2) et cisplatine (100mg/m^2) avec ou sans WR 2721 on observe: une réduction significative de la durée de neutropénie et corrélativement du pourcentage de malades chez lesquels au moins un cycle de traitement a du être différé (79% à 51%); une diminution des fièvres neutropéniques de 28% à 8%. De manière non significative on observe une moins grande incidence de thrombopénie, et une néphro- et neuroprotection. Les taux de réponses sont identiques dans les deux groupes (Glick et al, 1992).

Amifostine et associations chimiothérapiques. Le WR2721 confère une myéloprotection dans l'association cyclophosphamide-cisplatine et pourrait également réduire la néphrotoxicité et neurotoxicité (Glick et al, 1992). Une étude de phase I suggère que le WR 2721 permet un meilleur respect de la dose-intensité au cours de l'association Fluorouracile-amétycine (Taylor et al, 1991)

AMifostine et radiothérapie. Une réduction de 50% (28% à 15%) des toxicités aigües et retardées est observé chez des malades recevant le WR 2721 lors d'une irradiation pelvienne de 45 Gy (Kligerman et al, 1992)

Amifostine ex vivo. L'emploi d'amifostine dans les purges médullaires par 4-hydroperoxycyclophosphamide permet une excellente protection des cellules souche hématopoïétiques, sans protection des cellules tumorales (Rogers et al, 1992).

L'ensemble de ces données suggère fortement l'intérêt de l'amifostine en tant que protecteur de la toxicité des alkylants et de certaines modalités de radiothérapie. Le bénéfice clinique, et en particulier la possibilité d'utiliser des doses-intensités plus élevées, de même que le degré de protection au cours d'associations chimiothérapiques restent à définir. D'autres aminothiols, dont certains actifs par voie orale, et partageant les mêmes mécanismes d'action sont à l'étude.

DEXRAZOXANE (ICRF-187; S-(+)-1,2-bis(3,5-dioxopiperazinyl) propane).

Le desrazoxane est un analogue de l'EDTA, chélateur des ions métalliques, et qui peut être employé comme protecteur des toxicités de cytotoxiques quand celles-ci font intervenir un complexe métallique.

Mécanisme d'action.

Les métabolites actifs du dexrazoxane libérés par hydrolyse intramyocardique (monamide monoacide et diamide diacide) chélatent les ions métalliques et évitent ainsi la formation des complexes Fe^{3+}-anthracyclines, générateurs de radicaux cardiotoxiques (Hasinoff, 1989). Les niveaux d'antioxydants intracellulaires ne sont pas modifiés.

Propriétés pharmacologiques expérimentales.

L'ICRF-187 protège le hamster, le rat, le chien, le lapin, le miniporc de la toxicité cardiaque aigüe ou subaigüe de la daunorubicine et de la doxorubicine. Les lésions myocardiques caractéristiques en microscopie optique (vacuolisation, raréfaction des myofibrilles) ne sont pas observées chez les animaux traités (Green et al, 1990). Cette protection est obtenue pour des doses 10-15 fois plus élevées que la dose de doxorubicine. L'effet protecteur n'est observé que quand l'ICRF 187 est administré avant l'anthracycline. Un effet cardioprotecteur est également observé avec l'épirubicine chez la souris, mais non avec la mitoxantrone (Alderton et al, 1992). A dose beaucoup plus élevée, l'ICRF 187 se comporte comme un alkylant faible, ce qui peut rendre compte d'un degré de toxicité hématologique.
Par contre il ne montre aucune protection de la cytotoxicité de la doxorubicine pour des tumeurs expérimentales in vitro (Sarcome S 180, leucémie HL 60) ou greffées (leucémies P388, L1210, Gross; mélanome B16 melanoma, tumeurs pulmonaires de Madison, de Lewis ; xénogreffes de tumeurs humaines mammaire MX-1 et pulmonaire BL/LX5 (Verhoef et al, 1988).

Pharmacocinétique et distribution.

Après injection intraveineuse, la décroissance plasmatique est biexponentielle avec une demi-vie de distribution de 15 minutes environ, et une demi-vie d'élimination de 2,3h. La molécule n'est pratiquement pas liée aux protéines plasmatiques (<5%). Elle ne pénètre pas dans le liquide pleural ou céphalorachidien. L'élimination est à la fois urinaire (48%) et biliaire: les doses doivent être réduites en cas de clairance basse de la créatinine. La pharmacocinétique est linéaire (Hearhart et al, 1982).

Etudes cliniques.

La tolérance a surtout été étudiée lors des essais de phase I et II recherchant l'activité antitumorale de la molécule et à des doses de 200 à 1500 mg/m^2/jour pendant 3 à 5 jours: on observe alors une leucopénie et une thrombopénie dose-limitantes, des nausées modérées, une alopécie, une élévation transitoire des transaminases, et en rapport avec le mécanisme d'action une augmentation de l'élimination urinaire du fer et du zinc (Von Hoff et al, 1981). Aux doses cardioprotectrices, une majoration de la myélotoxicité des agents cytotoxiques est observée.
Les données concernant la cardioprotection proviennent de deux études randomisées totalisant 262 patientes atteintes de cancer du sein et traitées par une association de fluorouracile-doxorubicine-cyclophosphamide (FAC) (Speyer et al, 1992; Koning et al, 1992). La fraction d'éjection ventriculaire gauche diminue de 10 à 15% chez les patientes sans cardioprotecteur pour des doses de Doxorubicine (DOX) de 350-750 mg/m^2 alors qu'elle ne se modifie pas chez les patientes recevant de l'ICRF 187. La biopsie myocardique a été étudiée chez 17 malades sans et 17 malades avec cardioprotecteur et pour une dose cumulée de DOX de 450 mg/m^2 dans les deux groupes: alors que 35% des malades sans ICRF 187 ont un score de 2, aucun ne l'atteint dans le groupe traité ($p<0.016$). L'étude clinique par un cardiologue indépendant selon les critères de la New York Heart Association caractérise des signes de cardiotoxicité chez 38% des malades du groupe contrôle et 4% du groupe traité ($p<0,001$). Enfin la pharmacocinétique de la doxorubicine n'est pas modifiée en présence d'ICRF 187.
Ainsi le dexrazoxane apparaît capable de prévenir la cardiotoxicité cumulative de la doxorubicine et chez l'animal de l'épirubicine et de la daunorucine. Les études actuelles cherchent à vérifier que l'utilisation plus tardive et chez des patients déjà exposés aux anthracyclines permet d'éviter la détérioration ultérieure de la fonction cardiaque. De plus des données expérimentales suggèrent que le dexrazoxane pourrait s'opposer à la toxicité pulmonaire de la bléomycine liée elle aussi à la formation d'un complexe ferrique-bleomycine-radicaux libres.

AUTRES CHIMIOPROTECTEURS.

Carbetimer. (Ardalan et al, 1991) Le carbetimer est un copolymère d'anhydride maleique et d'ethylene. Il possède une activité antitumorale sur des colonies clonogèniques, inhibe le transport de nucléosides pyrimidiques dans des lignées de mélanomes, inhibe la phosphodiesterase des nucléosides cycliques, et différencie la lignée leucémique HL60. A des doses >500 mg/kg chez la souris, il augmente les doses léthales de DOX et protège de la toxicité hématologique et digestive. Des études complémentaires sont nécessaires pour déterminer le mécanisme de cette protection et son caractère spécifique.

Glucane. (Patchen et al, 1990). Cet immunomodulateur se révèle également protecteur dans certains modèles, réduisant la mutagénicité du cyclophosphamide et protégeant de la myélotoxicité d'une irradiation. Il pourrait avoir une action additive ou synergique avec celle de l'Amifostine.

ORG 2726. L'ORG 2726 est un peptide neurotrophique analogue de l'ACTH(4-9). Son mécanisme d'action ne répond donc pas exactement à la définition d'un protecteur. Expérimentalement et chez l'homme (dans une étude comparative portant sur 55 malades) il réduit significativement la neurotoxicité du cisplatine (Gerritsen et al, 1991)

Interleukine 1. L'interleukine 1, produite essentiellement par les monocytes/ macrophages stimule directement les cellules souches totipotentes hématopiétiques - pouvant donc jouer un rôle de chimioréparateur- induisant la synthèse de superoxide dismutase mitochondriale et proteique dans un grand nombre de cellules. Elle semble également capable de jouer un rôle protecteur à l'égard des cellules souches hématopiétiques , mais également des cellules pulmonaires (pour la toxicité de l'oxygène). D'autres études sont bien sûr nécessaires pour préciser la spécificité de cette action, la part respective de la chimioprotection et de la chimioréparation, et l'importance clinique de l'effet obtenu (Castelli et al, 1988, Platanias et al, 1991).

Nimodipine. Nimodipine est une dihydropyridine antagoniste calcique. Chez le rat elle protège contre la neurotoxicité du cisplatine. Dans des études de phase I, elle est correctement tolérée à la dose de 360 mg/j et réduirait la neurotoxicité d'une association de CPM et DDP. Ceci demande bien sûr confirmation dans des études comparatives (Cassidy 1992).

CONCLUSIONS

Le domaine des chimioprotecteurs est en plein développement : il est déjà clair que la caractérisation de molécules spécifiquement actives sur des cellules normales est aussi aléatoire que la caractérisation de cytotoxiques plutôt spécifiques de cellules cancéreuses. Néanmoins et pour les toxicités hématologiques, neurologiques, rénales en particulier des alkylants et des anthracyclines, on dispose de molécules dont l'activité semble démontrée au moins dans certaines conditions d'utilisation. Au plan pratique et notamment pour la toxicité hématologique, la comparaison avec les facteurs de croissance disponibles n'a pas été conduite et quelques rares études d'addition sont en cours. La dimension exacte du bénéfice apporté, notamment en terme de modification de la survie, de réduction des séquelles, voire de la possibilité d'utiliser des doses-intensité plus élevées de chimiothérapie n'est pas connue.

REFERENCES

Alderton PM; Gross J; Green MD (1992): Comparative study of doxorubicin, mitox antrone, and epirubicin in combination with ICRF-187 (ADR-529) in a chronic cardiotoxicity animal model. Cancer Res; 52(1):194-201.

Ardalan B; Hussein AM; Shanahan WR Jr; Shields MJ (1991): Carbetimer:a re-evaluation of a drug with a novel mechanism of action- Cancer Treat Rev ; 8(1):73-83.

Borch RF; Dedon PC; Gringeri A; Montine TJ (1988): Inhibition of platinum drug toxicity by diethyldithiocarbamate.Dev Oncol ; 4:216-27.

Carnes BA; Grdina DJ 1992: in vivo protection by the aminothiol WR-2721 against neutron-induced carcinogenesis. Int J Radiat Biol ; 61(5):567-76.

Cassidy J (1992): Pilot study of a novel neuroprotector (Nimodipine) in cisplatin treated ovarian cancer patients. Proc Annu Meet Am Assoc Cancer Res ; 3:A1334

Castelli MP, Black PL, Schneider M, et al.(1988): Protective, restorative, and therapeutic properties of recombinant human IL-1 in rodent model. J. Immunol. 140: 3830-3837.

Clement JJ, Johnson RK (1982):Influence of WR 2721 on the efficacy of radiotherapy and chemotherapy of murine tumors. Int. J. Radiation Biol. Phys.; 8: 539-542 .

Dorr RT (1991): Chemoprotectants for cancer chemotherapy. Semin. Oncol ; 18(1 Suppl 2):48-58.

Durand RE (1983): Radioprotection by WR-2721 in vitro at low oxygen tensions: implications for its mechanisms of action. Br. J. Cancer; 47: 387-392.

Gandara DR; Perez EA; Weibe V; De Gregorio MW (1991):Cisplatin hemoprotection and rescue: pharmacologic modulation of toxicity.Semin Oncol ; 18(1 Suppl 3):49-55

Gerritsen Van der Hoop R, Vecht C, van der Burg MEL et al (1991): Prevention of cisplatin neurotoxicity with an ACTH (4-9) analogue in patients with ovarian cancer. N. Engl. J. Med. 322:89-92 .

Glick J; Kemp G; Rose P; McCulloch W; Scheffler B; Schein P (1992):A randomized trial of cyclophosphamide and cisplatin +/- WR- 2721 in the treatment of advanced epithelial ovarian cancer. Proc Annu Meet Am Soc Clin Oncol ; 11:A258.

Glover D; Grabelsky S; Fox K; Weiler C; Cannon L; Glick J (1989): Clinical trials of WR-2721 and cis-platinum. Int J Radiat Oncol. Biol Phys ; 16(5):1201-4.

Grdina DJ; Kataoka Y; Basic I; Perrin J 1992: The radioprotector WR-2721 reduces neutron-induced mutations at the hypoxanthine-guanine phosphoribosyl transferase locus in mouse splenocytes when administered prior to or following irradiation. Carcinogenesis ; 13(5):811-4.

Green MD; Alderton P; Gross J; Muggia FM; Speyer JL (1990):Evidence of the selective alteration of anthracycline activity due to modulation by ICRF-187 (ADR-529). Pharmacol Ther ; 48(1):61-9.

Hasinoff BB (1989): The interaction of the cardioprotective agent ICRF-187; its hydrolysis product (ICRF-198) and other chelating agents with the Fe (III) and Cu(II) complexes of adriamycin. Agents and actions 26:378-385.

Hearhart RH, Tutsch KD, Koeller JM, Rodriguez R, Robins HI, Vogel CL, Davis HL, Tormey DC (1982): Pharmacokinetics of (+)-1,2-bis-(3,5-dioxopiperazin-1-yl)propane intravenous infusions in adult cancer patients. Cancer Res. 42: 5255-5261 .

Issels RD; Nagele A (1989):Promotion of cystine uptake, increase of glutathione biosynthesis, and modulation of glutathione status by S-2-(3-Aminopropyl amino)ethyl phosphorothioic acid (WR-2721) in chinese hamster cells. Cancer Res ; 49(8):2082-6.

Kelner MJ; Bagnell R; Hale B; Alexander NM (1989): inactivation of intracellular copper-zinc superoxide dismutase by copper chelators agents without glutathione depletion and methemoglobin formation. Free Radic Biol Med ; 6(4):355-60 .

Kligerman MM; Liu TF; Moore A; Scheffler B (1991):Protection of normal pelvic tissues in patients with advanced rectal cancer: a randomized trial of fractionated radiation therapy (RT) + WR-2721 . Proc Annu Meet Am Soc Clin Oncol ; 11:A460.

Koning J; Beijnen JH; Ten Bokkel Huinink WW; Holthuis JJ; Dubbelman AC; Rosing H; Palmer PA; Franks CR (1992):Pharmacokinetics (PK)of ICRF-187 and doxorubicin (DX) in patients receiving 5-FU, DX and cyclophosphamide (FAC).Proc Annu Meet Am Assoc. Cancer Res ; 33:A3159.

Luginbuhl W; Tester W; Shaw L; MacDermott M; Tobin R; Fisherman J; Spiritos M; Schuchter L (1992):One or two doses of WR-2721: does it protect patients receiving carboplatin?.Proc Annu Meet. Am Soc Clin Oncol ; 11:A312.

McCulloch W; Scheffler BJ; Schein PS (1991): New protective agents for bone marrow in cancer therapy. Cancer Invest ; 9(3):279-87.

Meechan PJ; Vaughan AT; Giometti CS; Grdina DJ (1991): Association of WR-1065 with CHO AA8 cells, nucléi, and nucleoids. Radiat. Res ; 125(2):152-7 .

Milas L, Hunter N, Reid BO, Thames HD 1982:Protective effects of S-2-(3-Aminopropyl amino)ethylphosphorothioic acid against radiation damage of normal tissues and a fibrosarcoma in mice. Cancer Res. 42: 1888-1897.

Milas L; Murray D; Brock WA; Meyn RE (1988): Radioprotectors in tumor radiotherapy: factors and settings determining therapeutic ratio. Pharmacol Ther ; 39(1-3):179-87.

Platanias LC, Vogelzang NJ (1990): Interleukin-1: Biology, pathophysiology, and clinical prospects. Am. J. Med 89:621-629.

Patchen ML; MacVittie TJ; Weiss JF (1990): Combined modality radioprotection: the use of Glucan and Selenium with WR-2721. Int J Radiat Oncol Biol Phys ; 18(5):1069-75.

Rogers PC; Chan KW; Rodriguez WC; Skala JP (1992): Effect of Amifostine (WR-2721) on cytotoxicity of pharmacological purging agents used for autologous marrow graft in acute lymphoblastic leukemia.Proc Annu Meet Am Soc Clin Oncol ; 11:A944.

Schuchter LM, Luginbuhl WE, Meropol NJ (1992):The current status of toxicity protectants in cancer therapy. Seminar in Oncology ; 19, 6: 742-751 (1992)

Shaw LM; Glover D; Turrisi A; Brown DQ; Bonner HS; Norfleet AL;Weiler C; Glick JH; Kligerman MM (1988):Pharmacokinetics of WR-2721. Pharmacol Ther ; 39(1-3):195-201.

Sigdestad CP; Connor AM; Sims CS 1992:Modification of neutron-induced hemato poietic effects by chemical radioprotectors .Int J Radiat Oncol Biol Phys ; 22(4):807-11 1992

Speyer JL; Green MD; Zeleniuch-Jacquotte A; Wernz JC; Rey M; Sanger J; Kramer E; Ferrans V; Hochster H; Meyers M; et al (1992): ICRF-187 permits longer treatment with doxorubicin in women with breast cancer. J Clin Oncol ; 10(1):117-27.

Taylor SG; Murthy AK; Showel JL; Griem KL; Hartsell WF; Jacobson SH (1991): Phase I dose escalation study of combined cisplatin 5-FU infusion chemotherapy with simultaneous radiation and WR-2721 Proc Annu Meet Am Soc Clin Oncol ; 10:A696.

Teicher BA; Crawford JM; Holden SA; Lin Y; Cathcart KN; Luchette CA; Flatow J (1988):glutathione monoethyl ester can selectively protect liver from high dose BCNU or cyclophosphamide. Cancer ; 62(7):1275-81 .

Twentyman PR (1983): Modification by WR 2721 of the response to chemotherapy of tumours and normal tissues in the mouse.Br. J. Cancer 47: 057-063.

Veach SR; Poplin EA; Macdonald JS; McCulloch W; Schein P (1992):Randomized clinical trial of mitomycin-C with or without pretreatment with WR-2721 in patients with advnaced colorectal cancer whose disease has either failed to respond or progressed on 5-FU or 5-FU + Leucovorin. Proc Annu Meet Am Soc Clin. Oncol ; 11:A554.

Verhoef V; Bell V; Filppi J (1988): Effect of the cardioprotective agent ADR-529 (ICRF-187) on the antitumor activity of doxorubicin. Proc Annu Meet Am Assoc Cancer Res ; 29:A1083.

Von Hoff DD, Howser D, Lewis BG (1981): Phase I study of ICRF-187 using a daily for 3 days schedule. Cancer Treat. Rep.,65: 249-252.

Wasserman TH, Phillips TL, Ross G, Kane LJ 1981: Differential protection against cytotoxic chemotherapeutic effects on bone marrow CFUs by WR-2721. Cancer Clin. Trials 4: 3-6.

Yuhas JM, Storer JB (1969):Differential chemoprotection of normal and malignant tissues. J.Nat. Cancer Inst. 42: 331-335.

Yuhas JM, Spellman JM and Culo F (1980): The role of WR-2721 in radiotherapy and or radiotherapy. Cancer Clin. Trials ; 3:211-215.

Summary

Chemo-radioprotective agents should protect some of the target organs for toxic effects of radiotherapy and/or chemotherapy without reducing sensitivity of tumour cells. While a number of pharmacological targets can be considered, the most frequently addressed are complexation of alkylating moieties and free radicals by thiols groups (Gluthatione, Diethyl-dithiocarbamate, amifostine) and/or inhibition of drug complexation with metals and subsequent free-radicals generation (ICRF-187). The first group experimentally abrogates side-effects of most alkylating agents, and have been shown to reduce hematological toxicity in human ; the latter reduce both experimentally and clinically cardiac toxicity of anthracyclins, and could reduce lung toxicity of bleomycin. Other compounds (interleukin-1, peptides, polysaccharids) carry experimentally some protection of hemopoietic stem cells, of neurons (ACTH analogs), but their specificity and their activity in human are not adequately defined. Furthermore maximal protection will eventually be achieved only through combination of both protectors and reparators. Ultimately only the impact on overall results of anticancer treatments will define the true utility of these agents.

Gene therapy for cancer

Catherine Gérard, Catherine Bruyns and Thierry Velu

Département de Génétique Médicale et Institut de Recherche Interdisciplinaire, Campus Erasme, Université Libre de Bruxelles, Brussels, Belgium

RESUME

L'expansion de la biologie moléculaire a permis de faire de considérables progrès dans la compréhension non seulement des mécanismes moléculaires responsables de la transformation d'une cellule normale en cellule cancéreuse, mais aussi des relations établies entre cancer et système immunitaire. Ces progrès sont à la base du développement récent d'un nombre rapidement croissant de protocoles de thérapie génique du cancer. Ce papier résume les diverses approches poursuivies par de nombreux centres de recherche.

I. INTRODUCTION

Cancer can be considered as a genetic disease at the cellular level that leads to a fundamental disorder of the cellular growth control. Classical treatments of cancer mainly consist in the surgical removal of the tumor mass when possible, and/or radiotherapy and/or chemotherapy. Although some forms of cancer respond well to these treatments, only one half of patients are finally cured. The concept of a genetic basis for cancer is now well established, but the precise molecular pathogenesis of each type of cancer is not well understood, probably because series of cooperating genetic events and environmental factors are necessary before a tumor emerges. The proliferation of normal cells is thought to be the result of the counter-balanced expression of growth-promoting protooncogenes and growth constraining tumor suppressor genes or anti-oncogenes. Some of these two types of genes are playing an important role in the control of the cell cycle and of the programmed cell death (apoptosis). Deregulated growth and progression of tumors to full malignancy require multiple molecular events: they include (1) activation of oncogenes, following point mutation, chromosomal translocation, inversion, or amplification, and (2) inactivation of tumor suppressor genes, following mutation, chromosome break or loss. It is also considered that spontaneous generation of cancerous cells may be a common event but the immune system assures a strict surveillance: the detection of a mutant cell lead to its rapid elimination and prevents its progression to clinically detectable disease. A tumor thus develops on the rare occasion that a mutant cell escapes the immune surveillance and consequently can grow uncontrolled.

Recent advances have been performed in genetic engineering, particularly those that allow to manipulate, transfer, introduce and express normal genes efficiently in target cells. This considerable progress makes it presently feasible to develop "gene therapy" of several diseases. Gene therapy was initially developed with the aim to correct some of the 4000 human genetic *hereditary diseases*, such as lysosomal storage diseases, cystic fibrosis, Duchenne's muscular dystrophy, inherited emphysema, familial hypercholesterolemia, haemophilia, adenosine deaminase deficiency (severe combined immunodeficiency), hemoglobinopathies (thalassemias), and Huntington's disease. But this innovative approach can in fact also be applied to the development of treatments for various *acquired diseases* such as infectious diseases (AIDS) and cancer.

II. PRINCIPLES

The principles of gene therapy are either to correct an abnormality or a deficiency in the expression of a specific gene product or to provide a new therapeutic function to the cell. This can be accomplished by insertion of a normal copy of that gene into targeted cells. Gene therapy applied to germ cells raises clearly ethical and social problems related to the transmission of newly acquired genetic elements to future generations. On the contrary, somatic gene therapy is now accepted as a potential alternative in the treatment of multiple severe diseases. In this case, the genetic changes are restricted to targeted somatic cells from the recipient, and will not be passed on to future generations.

Different gene transfer strategies of gene therapy for cancer are available and/or in development. They include:

(A) **the homologous recombination** with either the knocking out of targeted genes, or the exact substitution of a mutated gene with a normal, "therapeutic", copy of that gene. This procedure could theoretically be used for replacing a susceptibility gene or a mutated oncogene with the corresponding normal version of this gene. The strategy has been successfully used in cultured embryonic stem (ES) cells, resulting in the generation of animals lacking targeted genes. Although it may also be feasible in somatic cells, homologous recombination which has major advantages over other strategies, is still reserved to laboratories and animal research.

(B) **the gene addition**, in which a normal, "therapeutic", gene is added to the genome of malignant cells containing mutated versions of that gene. Such strategy is used in a clinical protocol recently approved by NIH's Recombinant DNA Advisory Committee (RAC): this protocol proposed to insert a normal copy of the *p53* tumor suppressor gene in lung cancer cells.

(C) **the gene augmentation**, which aims to direct production of proteins with direct or indirect antitumoral functions. It is the most common strategy presently used for human clinical protocols of gene therapy for cancer. The approaches are various. Most of them consist in a manipulation of the immune system that is expected to enhance the patient's anti-tumor immune responses. One of the first approaches has been the transfer of cytokine genes into tumor infiltrating lymphocytes (TIL), in order either to increase their function, or to deliver an antitumoral product. Some approaches consist in the manipulation of the autologous tumor cells themselves and are designed to make them appear foreign to the immune system in order to enhance the anti-tumor immune response. Antisense genes, or oligonucleotides may be used as pharmacotherapeutic agents to inhibit the expression of some genes. The purpose of another approach that will be discussed below is to transfer a "suicide" gene into tumor cells in order to render them sensitive to a drug that is ordinarily non-toxic to the target organ or to other tissues. Some protocols of gene transfer are also proposing to mark cells by the transfer of the neomycin resistance gene (neo^r) in order to study either their survival and preferential localization (transfer of modified TIL), or the origin of relapse in autologous bone marrow transplantation (transfer of grafted bone marrow cells). Some protocols recently approved in United States are proposing to render bone marrow cells drug-resistant by transfer of the multidrug resistance gene (mdr). Finally, attempts might be made to interfere with the functions of genes involved directly in the mechanisms of carcinogenesis, such as oncogenes, genes involved in the control of the cell cycles, and genes inhibiting selectively the metastatic potential of malignant cells (nm23, E-cadherin, connexin, ß-actin, fibronectin receptor).

III. GENE DELIVERY AND VECTORS

The first problem posed by gene therapy is how to deliver the gene efficiently in the right place. Many techniques for introducing DNA into eukaryotic cells have been used in the laboratory and in animal experiments, and are potential cadidates for gene therapy.

A. Physical and chemical methods

These methods include classical transfection methods: use of DNA entry facilitators or polycation (calcium phosphate precipitation), electroporation, fusion of the target cell with erythrocyte ghosts, protoplast or liposomes containing the DNA. The transfer efficiency of most of these techniques is extremely low: 1 in 10.000 or 100.000 cell will incorporate the new gene into their genome. Alternative methods include the *ex vivo* introduction of DNA directly into cells using microinjection or high velocity tungsten microprojectile. DNA-protein complexes may be used to target genes to cells expressing specific receptors.

A high efficiency gene transfer mediated by adenovirus coupled to DNA-polylysine complexes has also been described: since this strategy exploits viral entry functions without any requirement for viral gene expression, it avoids the potential hazards linked to the use of viral particles. The use of adenovirus facilitates the exit of DNA from endosomes before its destruction which would otherwise follow their subsequent fusion with lysosomes.

B. Retroviral vectors

Early works used transforming DNA viruses as vehicle (papovavirus, SV40, and polyomavirus): the usefulness of these vectors has been restricted by the limited size of foreign DNA they can accept and the limited range of cell types they can infect. More recently, avian and mostly murine retroviruses-derived vectors have been designed and are now extensively used. Up to recently, they were the only vectors used in human clinical protocols. Retroviral vectors have the ability to introduce genetic material into dividing cells from almost any type with efficiencies up to 100 per cent. In a retrovirus, 80 per cent of the viral genome can be deleted and replaced by the gene to be transferred, with a length up to 7-8 Kb. The resulting virus is defective for replication and the cells containing such a recombinant retrovirus are unable to produce infectious particles unless the missing viral proteins are supplied in *trans*. This can be achieve:

(1) either by the concomitant introduction of a wild type retrovirus. For safety reasons, efforts have been made to produce viral particles containing the gene of interest, free of helper virus. Especially by their multiple integrations in the cellular genome and the associated risk of oncogene activation, replication competent wild type viruses (helper viruses) are indeed potentially oncogenic: Moloney murine leukaemia virus causes lymphoid cancers in mice, and the introduction of bone marrow producing high titer of amphotropic helper virus has also been associated with the development of thymic lymphoma in three out of eight rhesus monkeys.

(2) or by transfecting the retroviral vector in a "packaging cell line". These cells mostly derived from NIH3T3 murine fibroblasts. In order to provide the missing viral proteins in *trans*, but without the ability to produce wild type virus, they contain a wild type retroviral genome characterized initially by a deletion of the sequence required for viral encapsidation, designated Psi-2. For the same safety reason, the design of these initial packaging cells has been progressively complicated to reduce the risk of recombination events that could theoretically lead to wild-type virus production. These modifications include the splitting of different retroviral coding sequences onto different plasmids, and the elimination of homologous sequences, such as the use of different promoters to govern the transcription of the various viral genes, and the replacement of the 3' LTR by a poly A signal.

Although quite safe, the uses of retroviral vectors present some disadvantages. The few past years of extensive use of murine retroviral vectors have shown that it was still difficult to obtain titers of helper-free viral particles higher than 10^6/ml. Another limitation to the use of retroviral vectors is the requirement for cell division, in order to get retroviral genome (provirus) integration into the cellular genome. Moreover, contrarily to rodent primary cells or cell lines, less than 20-50 per cent of human cells are effectively transduced, and the expression is frequently unstable.

To increase the percentage of cells modified by gene transfer, some protocols propose the use of a selectable marker gene (neo^r, *gpt*, *mdr*) which allows the *in vitro* selection of cells containing the construct. Some authors nevertheless are getting high efficiency gene transfer without selection, with some high expression vector. The time required for selection and the frequent lower expression obtained from retroviral vector containing a marker gene (probably due to interactions between regulatory elements) are the main reasons for the limitation of the general use of this approach. Problems have also been encountered in obtaining long-term expression of the transgene. This phenomenon is not due to its loss since it could still be detected by PCR in the transduced cells. Its transcription is in fact frequently turned off within several weeks to months. The mechanisms for this extinction, which is sometimes associated with the differentiation process, are unclear.

Several laboratories are trying to target retroviral particles to specific cells. These studies include the modification of the retroviral envelope glycoprotein, and the use of bi-functional crosslinkers, namely the binding of different ligands such as antibodies. Other researchers are also proposing to inject *in vivo* retroviral particles or the packaging cells producing them, directly in the tumor mass, or via a tumor-site directed delivery system using catheter. A human clinical protocol in progress is transferring a gene coding a MHC (major histocompatibility complex) antigen into tumors by injection of liposomes containing that gene inserted in a retroviral vector.

The choice of the regulatory elements is essential and can differ in function of the gene of interest or of the type of the target cells. Many efforts are still going on to improve cell targeting, gene transfer efficiency, and expression of the transgene once inserted into a cell: promoters from constitutive or housekeeping genes, tissue-specific promoters, tandem repeat of certain enhancer elements are under investigations. In parallel, the advantages presented by other viral vectors are also being explored, as discussed below.

C. Adenovirus vectors

Adenovirus derived vectors have recently been accepted in three human protocols assessing their safety and their effectiveness in transferring the *CFTR* (cystic fibrosis transmembrane conductance regulator) gene. These vectors have the advantages (1) to be able to carry large segments of DNA (36 kb); (2) to yield very high titer (10^{11}/ml); (3) to be able to infect non-replicating cells; (4) not to integrate in the cellular genome, which reduces the risk of cancer development associated with the use of retroviral vectors; (5) to be suitable for infecting tissues *in situ*: not only the lung for which these vectors have a special tropism, but also other tissues such as the brain or various cancers.

On the other hand, they might have some disadvantages: (a) the potential stimulation of the immune system, which may reduce their therapeutic efficacy; (b) a relative instability resulting from their non-integration in the cellular genome; (c) as compared to retroviral vectors, a potentially higher risk of recombination with wild type adenovirus infecting the patient, during a viral infection of his upper respiratory tract.

D. Other viral vectors

Other viral vectors are being studied as potential delivery systems for gene transfer. One of these systems is related to the **herpes simplex virus** (HSV), a neurotropic virus. Its fully sequenced 152 kb genome allows insertion of at least 30 kb of foreign DNA. At this point, HSV vectors require helper-virus rescue for transfer. HSV particles can infect post-mitotic neurons, be passed by retrograde and anterograde transport within neurons, and cross-synapses to adjacent neurons. One problem associated with the use of these vectors might be the potential lack of stable or high expression of the transferred gene.

Other candidates are vectors derived from the human **parvovirus**, an adeno-associated virus (AAV), which is a non-pathogenic and replication defective virus with a broad host range. It efficiently infects cells and stably integrates DNA of the host cellular genome in the absence of its helper adenovirus. Higher titer ($>10^9$/ml) may be achievable than with retroviruses. Gene transfer vectors are also developed from the prototype strain of minute virus of mice [MVM(p)], an autonomous parvovirus with tropism for cells expressing a neoplastically transformed phenotype.

IV. DESCRIPTION OF SOME APPROACHES

A. Immunotherapy

1) using TIL

In the past decades, attempts to manipulate the immune system of cancer-bearing patients resulted in the development of immunotherapies that successfully mediate the regression of some tumors, especially melanoma and renal cell carcinoma. The approach consisted in the adoptive transfer of tumor infiltrating lymphocytes (TIL) isolated from the tumor mass and expanded *ex vivo* into large numbers of cells with high doses of IL-2. In addition to the fact that this procedure is expensive and clinically difficult (because of the heavy side effects due to IL-2 administration), about 60 per cent of patients fail to respond to this treatment. Moreover, the measurable tumor regression that occurs in the responding patients is usually partial and of short duration. Studies aiming to characterize the survival and the homing in the tumor of the administered cells, were initiated. Steven Rosenberg and colleagues at the National Cancer Institute (NIH, USA) conducted studies using TIL transduced with neo^r. This study demonstrated that (1) it was possible to utilize retroviral mediated gene transfer to introduce a foreign gene into cells: 1 to 18 per cent of TIL were transduced; (2) transduced cells often contain several provirus integrated at different sites of the genome; (3) the gene transfer did not affect neither the IL-2 induced growth properties nor the T cell rearrangement, nor the cytokine secretion pattern of the TIL; (4) TIL can be administered safely in humans: all the safety tests were negative up to several months after infusion, including sterility tests, S+/L- assays for eco-, ampho- and xeno-tropic viruses, as well as NIH3T3 amplification tests, PCR analysis for the presence of amphotropic helper virus and reverse transcriptase assays; (5) data obtained both from TIL labelled with indium-111. and from TIL marked by the transfer of the neo^r gene demonstrated that some TIL home effectively to tumor deposits. But only 0,015 per cent of the injected TIL accumulate per gram of tumor, the bulk of cells being trapped and probably destroyed in the circulation, the lungs, the liver, the spleen, and draining lymph nodes. Improved TIL therapy was therefore needed.

Cytokines were used for that purpose. Cytokines, as well as growth factors, consist in a growing family of low molecular weight glycoproteins. They are pleiotropic cell regulators involved in the regulation of proliferation, differentiation and functional activity of virtually all cells. Antitumoral activity has been demonstrated for some cytokines. Their systemic administration in order to treat cancer has been limited by the high doses required to get effective concentration, by the frequently associated side effects, and by the rapid clearance of the cytokine from the circulation. Gene therapy might prove to be a promising way to improve the local lymphokine delivery. Recently human clinical protocols have been initiated which are proposing to transfer *ex vivo* a cytokine gene into TIL with the purpose either to increase their cytotoxic function *in vivo* (IL-2), or to deliver an antitumoral product in the tumor (TNFα). The administration of TNF-modified TIL to the six first patients at NIH yields the following preliminary results: (1) no clinical response was obtained in the absence of IL-2 administration; (2) it has proven difficult to get consistent transduction and expression of the TNFα gene in human TIL; (3) the level and the sites of secretion of TNFα seemed difficult to control. But it is certainly too early to draw any conclusion on the effectiveness of this approach.

Several other genetic modifications of TIL are studied in an attempt to improve their antitumoral activity. A first alternative is the transduction of TIL with the Fc receptor gene which, in conjunction with the administration of monoclonal antibodies directed against tumor antigens, might enable them to mediate antibody-dependent cellular cytotoxicity (ADCC). Another approach to enhance the antitumoral activity of TIL is the transfer of chimeric T-cell receptor genes, combining the constant region of the T-cell receptor with the variable region of a monoclonal antibody directed against a tumor antigen. This procedure may induce these lymphocytes to exhibit the non-MHC restricted but specific reactivity of the monoclonal antibody. The possibility may therefore exist to extend the use of TIL to tumors for which reactive monoclonal antibodies are available.

2) using other cell types

Another way to improve immunotherapy is the gene transfer into tumor cells. Many "vaccination type" clinical protocols have been recently initiated. They try to manipulate the tumor cells themselves, by inserting cytokine genes, in order to increase their immunogenicity and their rejection. For this kind of immunotherapy, autologous or allogeneic tumor cells are grown *in vitro*, transduced with the cytokine-encoding gene, irradiated, and then injected to the patients. Secretion of cytokine has generally been observed *in vitro* for 3 to 4 weeks after irradiation. This approach is based on numerous animal models showing that:
(1) vaccination with tumor cells transduced with certain cytokine genes could increase the immune recognition of these tumors and lead to their rejection;
(2) tumor regression was often associated with systemic antitumoral immunity mediated by cytolytic CD8+ T cells, and also, in some cases, by helper CD4+ T cells.
Turning on a poorly immunogenic tumor into a strongly immunogenic one was made possible, in mice, by the introduction of genes such as IL-2, IL-3, IL-4, IL-6, IL-7, IFNγ, TNFα, and GM-CSF alone. Especially, IL-4 or GM-CSF producing tumor cells have been showed to cause regression of established tumors in mice. Synergistic effects of different combinations have also been observed.

Another attempt to manipulate the immune system is the transfer of gene coding for foreign histocompatibility antigen. In an ongoing human protocol, the transfer is performed by direct injection, in the tumor, of liposomes containing the gene inserted in a retroviral vector. The goal is that the patient would reject his tumor, in a manner similar to the rejection observed in mismatched organ transplantation.

Other attempts are also underway to identify the genes that code for tumor associated antigens. Their identification might allow to incorporate them into viruses or other immunizing vectors. Their transfer, mainly into antigen-presenting cells, might be used to develop new treatments or preventive strategies of cancer. The antigens that are studied and used for that purpose include:
- an aberrantly glycosylated form of polymorphic epithelial mucin (PEM) which might be expressed by 90 per cent of breast cancers.
- the E7 protein of HPV16 expressed in 70 to 80 per cent of all cervical carcinoma.
- the MAGE-1 tumor antigen present at the surface of several tumor cells, especially melanoma.

B. Therapy using tumor suppressor genes

The transfer of tumor suppressor genes may lead to the development of another form of cancer therapy which does not eliminate the tumor cells, but rather try to genetically convert them to a normal phenotype. More than a dozen have been identified in several human cancers. Some of them have been cloned: *rb*, involved in the pathogenesis of several cancers, especially retinoblastoma; *p53*, the most commonly altered gene in human cancer, known so far; *wt*, found in Wilm's tumor, and *dcc* in colo-rectal carcinoma.

Retinoblastoma seems to be a model of choice since deletion of a single tumor-suppressor genetic defect plays an essential role in its pathogenesis. In this model, it seems that the infection of cells with a retroviral vector containing a normal *rb* gene is sufficient to slow the growth rate and suppress the tumorigenicity of the cells when injected subcutaneously into nude mice. Paradoxically, injected into the eyes, the corrected retinoblastoma cells still provoke tumors. The restoration of another tumor suppressor gene, *p53*, in cultured cancer cell lines demonstrates an inhibition of the tumor establishment, but the effect on an established tumor remains to be demonstrate.

Promising results have thus been obtained in vitro. Nevertheless they are two major limitations to this approach. The first is that cancer is generally the result of a multistep process affecting multiple genes. Consequently, the results of the restoration of only one of these steps might be limited. Most importantly, to cure cancer, the gene would have to be delivered to every patient's cancer cell. Reaching poorly vascularized or necrotic tumor sites using the techniques available now, seems to be difficult. One human clinical protocol using the transfer of normal *p53* for a local and palliative treatment of lung cancer has nevertheless been approved recently.

C. Therapy using antisenses

This approach may be used to block the expression of genes involved directly (oncogenes) or indirectly in the pathogenesis of cancer. A clinical trial of gene therapy for lung cancer is using an antisense gene to block the effects of an activated oncogene: the mutated ras^K gene. Similar limitations to those discussed for the transfer of tumor suppressor genes, apply for this approach.

Interesting results have been obtained in a rat model of glioblastoma: a loss of tumorigenicity of the C6 cancer cell has been observed following transfer of an antisense IGF-1 complementary DNA. Injection of these cells also prevented formation of both subcutaneous and brain tumors induced by unmodified C6 cells. These antitumoral effects result in fact from a glioma-specific immune response involving CD8+ lymphocytes. This approach therefore reverses a phenotype that allows cancer cells to evade the immune system.

Another method can be used to interfere genetically and specifically with the expression of genes, namely the use of targeted ribozymes (catalytic RNA). These molecules are RNAs that are characterized by (1) the recognition of RNA specific sequences, similar to classical antisense molecules; and (2) their ability to break RNA via site-specific cleavage.

D. Therapy using "suicide" genes

The transfer of a "suicide" gene into tumor cells renders them sensitive to a drug that is ordinarily non-toxic to the target organ or to other tissues. Two major systems are being studied:

(1) The transfer of the herpes simplex thymidine kinase gene (*HS-tk*) renders the modified cells sensitive to treatment with the antiviral agent ganciclovir, a guanosine analogue, while normal cells are unaffected by this drug. Its toxic effects result from its phosphorylation by *HSV-tk*).

(2) The transfer of the bacterial enzyme cytosine deaminase renders the modified cells sensitive to treatment with the ordinarily non-toxic drug 5'-fluorocytosine . Its toxic effects result from its conversion by the transferred enzyme to the cytotoxic compound 5-fluorouracil (5-FU).

The transfer of one of these genes by retroviral particles is exploiting the requirement for DNA synthesis and cell division: tumor cells present indeed a superior growth rate compared to their neighbouring normal cells and are therefore targeted by viral particles carrying the suicide gene. Brain tumors are probably one of the best candidates for such a treatment. In fact, within the brain, the only dividing cells are the tumor cells. Neurons and other cellular components of the normal brain tissue are resting, mitotically inactive cells. This approach has been tried by Culver and colleagues at the National Cancer Institute (NIH, USA) in the treatment of experimentally induced glioma in rat. They infiltrate the tumor mass with fibroblasts engineered to produce retroviral particles carrying the *HSV-tk* gene. The animals were then treated with ganciclovir. 80 per cent complete regression of rat glioma was observed. These *in vivo* data suggest that the use of a suicide gene could be of interest in the treatment of human brain tumors. Interestingly, they also reported that not all the cells within a tumor need to be transduced with the *HSV-tk* gene: as few as 5-10 per cent are sufficient to obtain a total regression. A sort of "death signal" seems to be produced and transmitted from a transduced cell to the neighbouring cells. What is responsible for this "bystander anti-tumor effect" is not clear.

With a similar approach, a human clinical protocol is treating ovarian cancers by injecting tumor cells with the *HSV-tk* gene. Following a ganciclovir treatment, a similar "bystander effect" has been observed: not only modified cancer cells are killed by ganciclovir, but also adjacent non-modified cells.

E. Therapy using VDEPT

Another interesting approach for cancer therapy is the virus directed enzyme prodrug therapy (VDEPT). This technique takes advantage of the fact that several genes are specifically expressed in tumor cells and not in normal cells. It is thus possible to selectively kill the tumor cells by infecting them with a viral vector which contains the transcriptional regulatory elements of these tumor-specific genes: in tumor cells, these elements will direct the expression of a non mammalian enzyme which has the ability to transform a non toxic prodrug to a cellular poison.

Promising results have been obtained in vitro for the treatment of hepatocellular carcinoma. The vector which has been used for that purpose, contains the varicella zoster virus thymidine kinase gene (*VZV-tk)* under the control of transcriptional regulatory sequences from the hepatoma-associated α-foetoprotein gene. *VZV-tk* can phosphorylate and convert the relatively non-toxic prodrug ARA-M (6-methoxypurine arabinonucleoside) to phosphates ARA-AMP, -ADP, and -ATP which are potent cytotoxic agents. The chimeric vector directs the specific expression of the *VZV-tk* gene in hepatoma cells and not in normal liver cells, and render thus tumor cells selectively sensitive to the addition of ARA M.

V. CONCLUSION

Future directions include (1) the development of new gene transfer techniques and new approaches in the gene therapy for cancer, especially for targeting DNA and for *in vivo and in situ* gene delivery; (2) the ability to isolate, grow and efficiently transduce bone marrow stem cells; (3) a better understanding of the factors that control the expression of genes transferred in somatic cells; (4) the control of immune responses which might be generated by the production of new proteins encoded by the transferred gene; and (5) the development of homologous recombination procedure.

The major advances in the field of molecular biology resulted in important progress in the understanding of the mechanisms by which a normal cell is transformed into a cancer cell. A rapidly increasing number of human gene therapy protocols for cancer began during these two last years. These protocols will probably not accomplish a miracle in the treatment of cancer, and will not wash out the problem to find efficient antitumoral treatments. But they might be the beginning of a new era for the treatment of several diseases, especially of cancer.

VI. REFERENCES REVIEWING HUMAN GENE THERAPY

Anderson, W.F. (1984): Prospects for human gene therapy. *Science* 226, 401-409.
Anderson, W.F. (1992): Human gene therapy. *Science* 256, 808-813.
Blaese, R.M. (1991): Progress toward gene therapy. *Clin.Immunol.Immunopathol.* 61, S47-S55.
Carmen, I.H. (1992): Debates, divisions, and decisions: recombinant DNA advisory committee (RAC) authorization of the first human gene transfer experiments. *Am.J.Hum.Genet.* 50, 245-260.
Cornetta, K., Morgan, R.A., and Anderson, W.F. (1991): Safety issues related to retroviral-mediated gene transfer in humans. *Hum.Gene Ther.* 2, 5-14.
Cournoyer, D. and Caskey, C.T. (1990): Gene transfer into humans: a first step [editorial: comment]. *N.Engl.J.Med.* 323, 601-603.
Culliton, B.J. (1989): Gore Tex organoids and genetic drugs [news] [published erratum appears in Science 1990 Mar 30;247(4950):1531]. *Science* 246, 747-749.
Culliton, B.J. (1989): Designing cells to deliver drugs [news]. *Science* 246, 746.
Culliton, B.J. (1989): French Anderson's 20-year crusade [news]. *Science* 246, 748.
Culliton, B.J. (1989): A genetic shield to prevent emphysema? [news]. *Science* 246, 750-751.
Culliton, B.J. (1989): Endothelial cells to the rescue [news]. *Science* 246, 749.
Culver, K., Cornetta, K., Morgan, R., Morecki, S., Aebersold, P., Kasid, A., Lotze, M., Rosenberg, S.A., Anderson, W.F., and Blaese, R.M. (1991): Lymphocytes as cellular vehicles for gene therapy in mouse and man. *Proc.Natl.Acad.Sci.U.S.A.* 88, 3155-3159.
Culver, K.W., Anderson, W.F., and Blaese, R.M. (1991): Lymphocyte gene therapy. *Hum.Gene Ther.* 2, 107-109.

Culver, K.W., Morgan, R.A., Osborne, W.R., Lee, R.T., Lenschow, D., Able, C., Cornetta, K., Anderson, W.F., and Blaese, R.M. (1990): In vivo expression and survival of gene-modified T lymphocytes in rhesus monkeys. *Hum.Gene Ther.* 1, 399-410.

Culver, K.W., Ram, Z., Wallbridge, S., Ishii, H., Oldfield, E.H., and Blaese, R.M. (1992): In vivo gene transfer with retroviral vector-producer cells for treatment of experimental brain tumors [see comments]. *Science* 256, 1550-1552.

Fleischman, R.A. (1991): Human gene therapy. *Am.J.Med.Sci.* 301, 353-363.

Friedmann, T. (1989): Progress toward human gene therapy. *Science* 244, 1275-1281.

Gutierrez, A.A., Lemoine, N.R., and Sikora, K. (1992): Gene therapy for cancer. *Lancet* 339, 715-721.

Huber, B.E., Richards, C.A., and Krenitsky, T.A. (1991): Retroviral-mediated gene therapy for the treatment of hepatocellular carcinoma: an innovative approach for cancer therapy. *Proc.Natl.Acad.Sci.U.S.A.* 88, 8039-8043.

Kasid, A., Morecki, S., Aebersold, P., Cornetta, K., Culver, K., Freeman, S., Director, E., Lotze, M.T., Blaese, R.M., Anderson, W.F., and et al, (1990): Human gene transfer: characterization of human tumor-infiltrating lymphocytes as vehicles for retroviral-mediated gene transfer in man. *Proc.Natl.Acad.Sci.U.S.A.* 87, 473-477.

Miller, A.D. (1992): Human gene therapy comes of age. *Nature* 357, 455-460.

Rosenberg, S.A. (1992): Immunization of cancer patients using autologous cancer cells modified by insertion of the gene for interleukin-2. *Hum.Gene Ther.* 3, 75-90.

Rosenberg, S.A. (1992): Immunization of cancer patients using autologous cancer cells modified by insertion of the gene for tumor necrosis factor. *Hum.Gene Ther.* 3, 57-73.

Rosenberg, S.A. (1992): Gene therapy for cancer [clinical conference]. *JAMA* 268, 2416-2419.

Rosenberg, S.A., Aebersold, P., Cornetta, K., Kasid, A., Morgan, R.A., Moen, R., Karson, E.M., Lotze, M.T., Yang, J.C., Topalian, S.L., and et al, (1990): Gene transfer into humans--immunotherapy of patients with advanced melanoma, using tumor-infiltrating lymphocytes modified by retroviral gene transduction [see comments]. *N.Engl.J.Med.* 323, 570-578.

Rosenberg, S.A., Packard, B.S., Aebersold, P.M., Solomon, D., Topalian, S.L., Toy, S.T., Simon, P., Lotze, M.T., Yang, J.C., Seipp, C.A., and et al, (1988): Use of tumor-infiltrating lymphocytes and interleukin-2 in the immunotherapy of patients with metastatic melanoma. A preliminary report [see comments]. *N.Engl.J.Med.* 319, 1676-1680.

Russell, S.J. (1990): Lymphokine gene therapy for cancer. *Immunol.Today* 11, 196-200.

Thompson, L. (1992): At age 2, gene therapy enters a growth phase [news]. *Science* 258, 744-746.

Thompson, L. (1992): Stem-cell gene therapy moves toward approval [news]. *Science* 255, 1072.

Waldman, A.S. (1992): Targeted homologous recombination in mammalian cells. *Crit.Rev.Oncol.Hematol.* 12, 49-64.

Weatherall, D.J. (1991): Gene therapy in perspective. *Nature* 349, 275-276.

Summary

The development of molecular biology resulted in the major progress in the understanding not only of the mechanisms by which a normal cell is transformed into a cancer cell, but also of the complex relations between cancer and immune system. This progress forms the basis for the recent elaboration of a rapidly increasing number of human clinical protocols of gene therapy for cancer. This paper summarizes the different approaches followed by numerous research centers

Anticorps monoclonaux humains

Jacques Banchereau

Schering-Plough, Laboratoire de Recherche immunologique, 69571 Dardilly, France

RESUME

La génération d'hybridomes secrétant des anticorps monoclonaux murins de spécificité choisie a permis d'immenses progrès dans les domaines de la recherche et du diagnostic. Malheureusement, l'administration de tels anticorps à l'homme, dans un but thérapeutique, se heurte à un problème d'immunogénicité. Ces problèmes ont été résolus de différentes façons. L'humanisation des anticorps murins, réalisée en greffant les zones hypervariables porteuses de la spécificité antigénique dans des anticorps humains, représente la méthode la plus avancée à ce jour. Plus récemment, on a introduit dans des souris, soit des cellules lymphoïdes humaines, soit des transgènes d'immunoglobulines humaines, qui permettent ainsi aux souris de secréter des anticorps humains. Les techniques de clonage de répertoire utilisant des banques d'immunoglobulines humaines dans des bactériophages paraissent aussi très prometteuses. En complément de ces anticorps monoclonaux humains "artificiels", on peut penser que les progrès récents réalisés dans l'immortalisation des lymphocytes B humains permettront de disposer, à court terme, d'anticorps monoclonaux humains "naturels". Les anticorps monoclonaux humains devraient prendre une place importante en thérapeutique au cours des dix prochaines années.

ABSTRACT

The production of mouse monoclonal antibodies has permitted dramatic progresses in research and diagnosis. However, the strong immunogenicity of these molecules has hampered their therapeutic uses. Various approaches have been developped to circumvent these problems. The humanization of mouse antibodies, through the grafting of murine hypervariable regions into human antibodies, is presently the most advanced technique. More recently, mice grafted with human lymphoid cells and mice grafted with transgenes harboring human Igs genes have been shown to produce human antibodies. Repertoire cloning techniques using human Ig libraries in phages appear to be very promising. In addition to these "artificial" human monoclonal antibodies, the recent pregresses in the generation of immortalized human B cell lines will permit to generate "natural" human monoclonal antibodies. Human monoclonal antibodies will take an important place in the therapeutic armamentarium within the next decade.

I - INTRODUCTION

Les immunoglobulines (Igs), possédant des fonctions anticorps, sont produites par les lymphocytes B après leur différenciation en plasmocytes. A la fin du siècle dernier, les travaux de Behring sur les antitoxines tétaniques ont révélé le potentiel thérapeutique des anticorps. En effet, les anticorps présentent l'avantage d'une grande spécificité, d'une grande affinité, et d'une longue durée de vie dans l'organisme. Ainsi, les globulines de chevaux hyperimmunisés contre la toxine tétanique sont encore utilisés de façon courante à titre préventif chez les individus atteints de blessures septiques. Cependant, de telles préparations présentent l'inconvénient d'une variabilité de lot à lot, et sensibilisent l'individu aux globulines utilisées. L'utilisation de pools d'Igs humaines administrées d'abord par voie intramusculaire, puis plus récemment par voie intraveineuse, a permis le traitement ou la prévention de maladies infectieuses, et aussi le traitement de maladies autoimmunes (Dwyer, 1992). Ces dernières préparations se heurtent à plusieurs obstacles majeurs, tels que : quantités disponibles limitées, absence de certaines spécificités, variabilité de lot à lot, et risques de contamination par différents agents infectieux connus ou inconnus. La génération d'hybridomes de souris par Köhler et Milstein en 1975 (Köhler, 1975) a permis d'obtenir des quantités illimitées d'anticorps de spécificité désirée et contrôlée. Cependant, si les anticorps monoclonaux murins sont devenus primordiaux dans les tests de diagnostic, leur utilisation en thérapeutique humaine est limitée, car les anticorps murins induisent très rapidement de très fortes réponses immunes. Ceci est le cas des HAMA (Human Anti-Mouse Antibody) qui se traduit par une perte d'efficacité très rapide des anticorps monoclonaux et parfois, par des phénomènes anaphylactiques. Un seul anticorps monoclonal murin est maintenant commercialement disponible. Il s'agit de l'OKT$_3$, anticorps dirigé contre le complexe CD3 des cellules T humaines, dont l'administration entraîne une puissante inhibition des réponses immunitaires mises en jeu lors des phénomènes de rejet de greffe. Après un rappel sur la structure des Igs, nous résumerons les différentes stratégies qui ont été mises en place pour produire des anticorps monoclonaux que le système immunitaire humain ne devrait pas reconnaître comme étrangers.

II - RAPPEL DE LA STRUCTURE DES IMMUNOGLOBULINES.

La structure de base commune à toutes les Igs est une unité de 2 chaînes polypeptidiques légères identiques et de 2 chaînes polypeptidiques lourdes identiques reliées par des ponts disulfures (Fig. 1).

La classe et la sous-classe d'une Ig sont déterminées par l'un des neufs isotypes de la chaîne lourde : IgM, IgD, IgG$_1$, IgG$_2$, IgG$_3$, IgG$_4$, IgA$_1$, IgA$_2$, IgE. La partie constante de la chaîne lourde définit les fonctions effectrices des anticorps (fixation du complément, passage transplacentaire, demi-vie, fixation aux nombreux récepteurs Fc présents sur des types cellulaires très variés). La partie variable de chaque chaîne lourde et légère contient trois régions hypervariables appelées CDR (Complementarity Determining Region) qui sont séparées par des séquences linéaires d'acides aminés relativement conservés, appelées FR (Framework ou région charpente). Quand les chaînes lourde et légère sont correctement repliées, les CDR entrent en contact et forment la structure permettant la reconnaissance et la fixation de l'antigène. Alors que les régions constantes des chaînes lourdes ne sont codées que par un seul gène, les régions variables des chaînes lourdes sont assemblées à partir de trois éléments différents d'ADN appelés : segment variable (V_H), segment de diversité (D) et segment de jonction (J_H). Chez l'homme, il existe un peu moins de 100 V_H (classés en six familles) et au moins 30 segments D et 6 segments J_H. Les régions variables des chaînes légères sont constituées de segments V (V_K et V_L) et J (J_K et J_L). Les phénomènes de recombinaison de ces différents segments se passent au cours de la lymphopoïèse B qui a lieu dans la moelle osseuse adulte. D'autres mécanismes contribuent à la diversité des régions variables : imprécisions au niveau des zones de jonction des différents segments, additions de nucléotides par la TdT (deoxynucleotidyl transferase terminale). De plus, des mutations somatiques au niveau des régions hypervariables sont induites lors des réponses antigèniques au niveau des centres germinatifs des follicules des organes lymphoïdes secondaires. Alors que la plupart des mutations somatiques induit des anticorps présentant une affinité moindre pour l'antigène activateur, certaines donnent lieu à des anticorps de plus forte affinité. Au niveau des centres germinatifs, les cellules B exprimant de tels anticorps sont sélectionnées et peuvent se différencier, soit en plasmocyte, soit en cellule mémoire (Banchereau, 1992). La production d'anticorps d'affinité croissante en réponse à de multiples contacts antigèniques est appelée maturation d'affinité, phénomène recherché lors des vaccinations. Il est important de noter que des mécanismes mal connus de sélection négative des cellules exprimant des autoanticorps ont lieu lors de la maturation des cellules B.

Fig. 1.

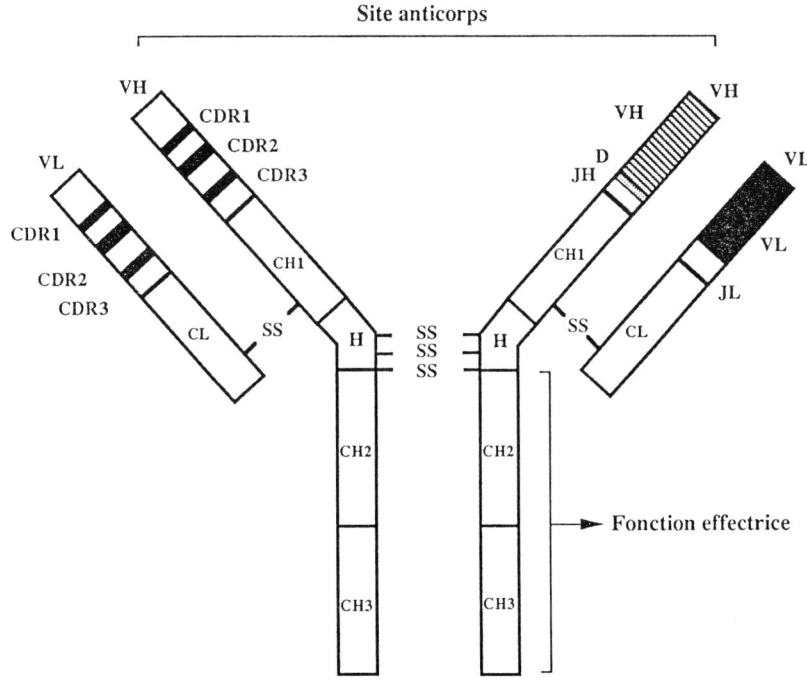

III - ANTICORPS MONOCLONAUX HUMAINS NATURELS.

Suite à l'obtention d'hybridomes murins secrétant des anticorps monoclonaux, de nombreuses équipes ont cherché à immortaliser des lymphocytes B humains, par hybridation cellulaire ou transformation virale. Ce n'est que récemment que les progrès techniques réalisés dans la culture des lymphocytes B humains ont permis d'obtenir des anticorps monoclonaux humains que nous appellerons "naturels".

1/ Immortalisation des lymphocytes B humains.

Le problème majeur a été l'identification de partenaires de fusion humains. En fait, les cellules les plus souvent utilisées sont, à ce jour, les partenaires de fusion murins permettant la production des hybridomes murins. Cependant, certains groupes utilisent des lignées lymphocytaires B humaines ou des hybrides entre ces lignées et les partenaires de fusion murins. Les fusions sont généralement réalisées à l'aide de polyethylèneglycol comme pour les hybridomes murins, ou par électrofusion. Les lymphocytes B humains au repos fusionnent très mal, et la préactivation des cellules B permet d'augmenter de façon importante les rendements de fusion (Borrebaeck, 1989). Ainsi, l'activation des cellules B dans le système CD40, composé d'une lignée fibroblastique exprimant de façon stable un récepteur Fc (CDw32) et d'un anticorps monoclonal murin spécifique de l'antigène CD40 (Banchereau, 1991a; Banchereau, 1991b), permet une forte augmentation de la fréquence de formation d'hétérohybridomes (Darveau, 1993).

Les lymphocytes B humains peuvent être activés par le virus d'Epstein Barr qui permet aussi la transformation d'une faible proportion des cellules qui secrètent alors des Igs. Trois types de problèmes ont été rencontrés lors de la production d'anticorps monoclonaux de cette manière. Premièrement, les cellules transformées par l'EBV produisent préférentiellement des IgM qui sont en général des anticorps de relativement faible affinité et faible spécificité. Deuxièmement, les lignées transformées s'avèrent extrêmement délicates à cloner. Troisièmement, la production d'Igs est relativement faible et surtout instable. La combinaison du système CD40 et de la transformation par l'EBV facilite l'établissement de lignées productrices d'IgG ou d'IgA et le clonage des cellules. Les systèmes d'expression des ADN complémentaires d'Igs dans des hôtes hétérologues prokaryotes et eukaryotes vont permettre la production en masse, nécessaire à l'usage thérapeutique (voir chapitre V).

2/ Immunisation in vitro des lymphocytes B humains.

Alors que l'on peut immuniser des animaux contre pratiquement toutes les molécules dans la mesure où elles sont, non seulement immunogènes, mais aussi non toxiques, de nombreuses limites éthiques et pratiques existent chez l'homme. On ne peut donc envisager d'obtenir que des anticorps monoclonaux de spécificité détectable dans le sérum. Si cela ne représente pas une limite majeure dans le cas d'exoantigènes (comme les agents infectieux), il sera beaucoup plus difficile d'établir des anticorps contre des autoantigènes. Dans ce but, de nombreux efforts ont été réalisés pour sensibiliser et amplifier *in vitro* les lymphocytes B porteurs d'Igs de spécificité donnée : c'est l'immunisation *in vitro* des lymphocytes B humains. A ce jour, les techniques mises en oeuvre permettent de sélectionner les cellules B de spécificité choisie (Borrebaeck, 1989). Il n'existe pas encore de méthodes de culture de lymphocytes B humains qui permettent l'induction des mutations somatiques dans les zones hypervariables, puis la sélection des cellules B exprimant des Igs possédant une forte affinité pour les antigènes sélectionnés.

IV - ANTICORPS MONOCLONAUX HUMAINS ARTIFICIELS.

Les difficultés rencontrées lors de l'immortalisation des lymphocytes B humains en vue de la production d'anticorps monoclonaux naturels ont favorisé l'exploration de méthodes alternatives permettant de créer des anticorps que nous définirons comme "artificiels".

1/ Anticorps chimériques et anticorps humanisés.

Les techniques de biologie moléculaire permettent maintenant de modifier les anticorps murins, afin de réduire au minimum les réponses HAMA (Winter, 1991).

Pour créer des anticorps chimériques (Fig. 2), les régions constantes murines des chaînes lourdes et légères sont remplacées par des régions constantes humaines. Certains anticorps chimériques ont pu être utilisés à ce jour en clinique. Ils présentent une demi-vie supérieure à celle des anticorps murins et apparaissent moins immunogènes que les anticorps murins natifs.

Fig. 2

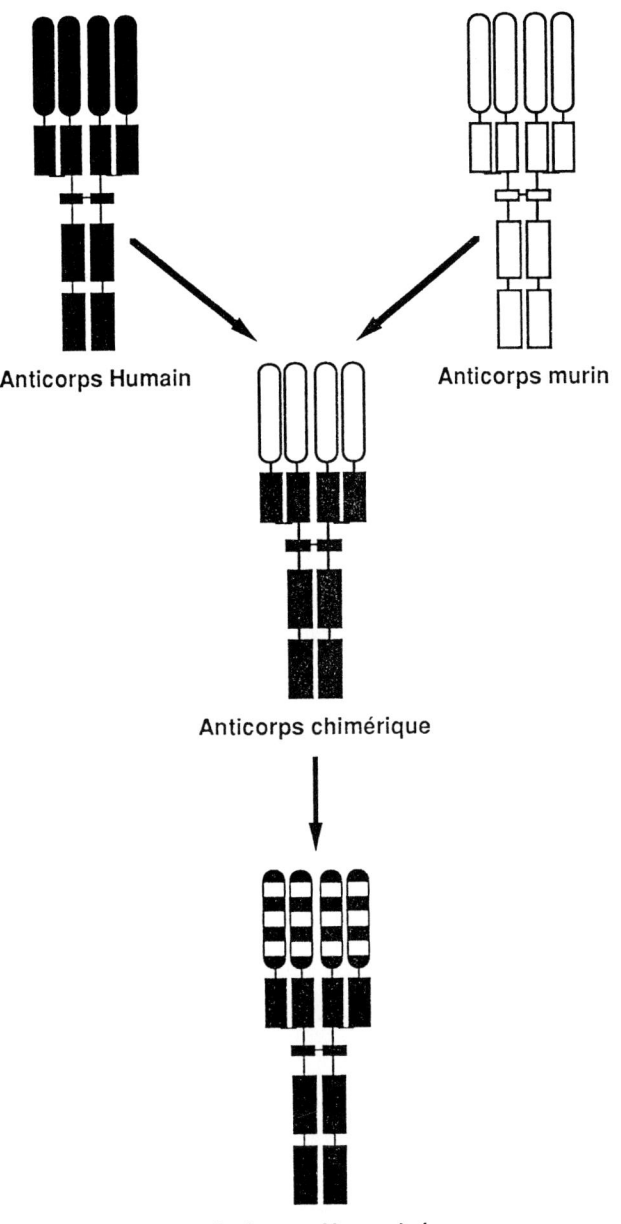

Pour les anticorps humanisés (Fig. 2), les régions hypervariables CDR des anticorps murins, qui définissent leur spécificité, sont transplantées à la place des régions CDR humaines dans un anticorps humain dont la région variable présente une homologie avec la région variable de l'anticorps murin. Cependant il faut savoir que le greffage des CDRs murins dans des framework humains n'est pas toujours efficace, car les acides aminés du framework contribuent à la structure spatiale des CDR et donc, à la reconnaissance des antigènes. En fait, il apparaît que pour conserver la spécificité antigénique il faut, la plupart du temps, greffer des séquences murines plus importantes que les seules CDR, au risque de présenter des déterminants que le système immunitaire humain peut considérer comme étrangers. Seules les études cliniques avec les anticorps humanisés permettront de confirmer la validité de l'approche.

D'autres espèces, plus proches de l'homme que ne l'est la souris, ont été récemment considérées pour la production d'anticorps monoclonaux. En particulier, les singes macaques (Cynomolgus) peuvent être hyperimmunisés contre des protéines humaines comme le CD4. Des hétérohybridomes secrétant des anticorps monoclonaux de singe anti-CD4 humain ont aussi été produits. Les gènes des régions variables de singe étant proches de ceux de l'homme, les anticorps chimériques, produits en remplaçant les régions constantes des chaînes lourdes et légères du singe par celles de l'homme, devraient s'avérer faiblement immunogéniques chez l'homme.

2/ *Souris humanisées*.
a) Souris SCID

Les souris SCID, ayant un déficit des systèmes de recombinaison entraînant l'absence totale de lymphocytes T et B, acceptent la greffe de tissus lymphoïdes humains normaux (SCID-Hu) et de cellules mononucléées du sang périphérique (SCID-PBL). Les souris SCID-PBL, transplantées avec les cellules d'individus vaccinés, produisent des anticorps humains antitétaniques après immunisation avec l'anatoxine tétanique lors de réponses secondaires (McCune, 1991; Torbett, 1991). Les cellules B de ces animaux peuvent être utilisées pour produire des anticorps monoclonaux humains, soit après immortalisation (Carlson, 1992), soit par clonage du répertoire (Duchosal, 1992). L'obtention de réponse immunitaire primaire chez de tels animaux a été décrite, mais reste encore l'objet de controverse.

b) Souris transgéniques pour les gènes d'Igs humaines.

Récemment, des souris transgéniques ont été obtenues, chez lesquelles des miniloci contenant des gènes d'Igs humaines, sous forme germinale ou réarrangée, ont été introduits (Brüggemann, 1989; Tuaillon, 1993).

Le minilocus transgénique est exprimé chez les souris d'une manière analogue au complexe des chaînes lourdes humaines. En effet, les réarrangements des différents segments V_H, D et J_H sont retrouvés. De plus, les mécanismes de commutation isotypique sont fonctionnels. Cependant, il ne semble pas y avoir de mutations somatiques, mais ceci peut être dû au fait que les premières expériences ont été réalisées chez des animaux n'ayant pas subi de stimulation antigénique. Les hybridomes obtenus à partir de telles souris hyperimmunisées ont donc produit des anticorps monoclonaux humains de spécificité désirée. On peut se demander si des immunoglobulines humaines sélectionnées positivement et négativement dans un environnement entièrement murin, seront reconnues chez l'homme comme des Igs entièrement humaines, ou comme des hybrides homme/souris.

3/ *Clonage du répertoire humain avec des bactéries/phages*.

Cette technologie a été développée dans le but de produire des anticorps monoclonaux, sans passer par l'intermédiaire de cultures cellulaires ou d'animaux. Ainsi, des banques de chaînes lourdes et légères sont introduites dans le génome de bactériophages, puis exprimées par les bactéries contaminées par ces bactériophages. Des méthodes de criblage permettent d'isoler un nombre limité de paires de chaînes lourdes et légères de spécificité désirée. Ces procédures ont conduit à l'obtention d'anticorps d'affinité et de spécificité satisfaisante avec des banques établies à partir d'individus possédant des anticorps pour les spécificités recherchées. De récentes améliorations ont permis de faciliter le criblage de très grandes banques de gènes d'Igs. Par exemple, en exprimant des fragments d'anticorps fonctionnels à la surface de bactériophages, des combinaisons de gènes humains V_H et V_L, ayant la spécificité désirée, peuvent être enrichies, par passages successifs sur des colonnes où l'antigène est immobilisé (Marks, 1992). Les phages qui se fixent sur l'antigène peuvent être élués, propagés et, à nouveau sélectionnés.

Les mutations somatiques dans les zones hypervariables qui permettent la maturation d'affinité qui se passe *in vivo*, après contacts répétés avec l'antigène, peuvent être mimées *in vitro* en introduisant des mutations aléatoires et en sélectionnant les mutants comme précédemment. Ces techniques ont permis récemment l'obtention d'anticorps murins de forte affinité et forte spécificité. L'obtention d'anticorps humains par cette méthode est en cours dans différents laboratoires.

Il faut cependant être conscient du fait que les anticorps humains générés par ces méthodes de biologie moléculaire n'auront pas subi les mécanismes de sélection positive et négative qui ont lieu lors de la maturation des anticorps *in vivo* et il conviendra d'être vigilant lors de l'administration de tels anticorps artificiels à des patients.

V - PRODUCTION D'ANTICORPS MONOCLONAUX HUMAINS.

1/ *Anticorps complets ou fragments d'anticorps*.

Pour conserver *in vivo* les propriétés effectrices des anticorps, il est indispensable que ces anticorps présentent une région Fc intacte. De telles Igs humaines ne peuvent être, à l'heure actuelle, produites que par des cellules eukaryotes qui sont transfectées de façon stable avec les chaines lourdes et légères humaines désirées. Bien que la production d'anticorps par de telles celules peut atteindre 1 gramme par litre de milieu de culture, le prix de revient de ces anticorps est encore très élevé. L'utilisation d'hôtes eukaryotes permet la production de larges quantités de fragments d'Ig à des coûts moindres. Les fragments peuvent être des fragments $F(ab')_2$, des fragments $F(ab)$ ou des fragments F_V composés uniquement des régions variables des chaines lourdes et légères. Ces fragments d'Ig auront des utilisations thérapeutiques différentes, car leurs propriétés pharmacocinétiques sont différentes. Leur durée de vie est courte et ils pénètrent facilement dans les tissus imperméables aux Igs intactes. De tels fragments marqués par des éléments radioactifs permettent le diagnostic et le traitement de tumeurs (Waldmann, 1991).

VI - CONCLUSION

Les progrès technologiques réalisés au cours de la dernière décennie permettent maintenant de produire des anticorps monoclonaux humains ou humanisés de haute affinité et de haute spécificité contre une très grande variété d'antigènes. Ces anticorps devraient rapidement s'avérer utiles dans le traitement des cancers et des complications des greffes d'organes. A moyen terme, les anticorps monoclonaux humains pourraient être utilisés dans le traitement de maladies à mortalité moins aiguë, mais à forte morbidité, comme les maladies autoimmunes et les maladies infectieuses chroniques.

REFERENCES

Banchereau, J., de Paoli, P. et al. (1991a) : Long term human B cell lines dependent on interleukin 4 and anti-CD40. Science. 251:70-72.

Banchereau, J., and Rousset, F. (1991b) : Growing human B lymphocytes in the CD40 system. Nature. 353:678-679.

Banchereau, J., and Rousset, F. (1992) : Human B lymphocytes : phenotype, proliferation and differentiation. Adv. Immunol. 52:125-251.

Borrebaeck, C. A. K. (1989) : Strategy for the production of human monoclonal antibodies using in vitro activated B cells. J. Immunol. Methods. 123:157.

Brüggemann, M., Caskey, H. M. et al. (1989) : A repertoire of monoclonal antibodies with human heavy chains from transgenic mice. Proc. Natl. Acad. Sci. USA. 86:6709-6713.

Carlson, R., Martensson, C. et al. (1992) : Human peripheral blood lymphocytes transplanted into SCID mice constitute an in vivo culture system exhibiting several parameters found in a normal humoral immune response and are a source of immunocytes for the production of human monoclonal antibodies. J. Immunol. 148:1065-1071.

Darveau, A., Chevrier, M.-C. et al. (1993) : Efficient preparation of human monoclonal antibody-secreting heterohybridomas using peripheral B lymphocytes cultures in the CD40 system. J. Immunol. Methods. 159:139-143.

Duchosal, M. A., Eming, S. A. et al. (1992) : Immunization of hu-PBL-SCID mice and the rescue of human monoclonal Fab fragments through combinatorial libraries. Nature. 355:258-262.

Dwyer, J. M. (1992) : Drug therapy: manipulating the immune system with immune globulin. N. Eng. J. Med. 326:107-116.

Köhler, G., and Milstein, C. (1975) : Continuous cultures of fused cells secreting antibody of predefined specificity. Nature. 256:495.

Marks, J. D., Hoogenboom, H. R. et al. (1992) : Molecular evolution of proteins on filamentous phage. Mimicking the strategy of the immune system. J. Biol. Chem. 267:16007-16010.

McCune, J. M., Péault, B. et al. (1991) : Preclinical evaluation of human hematolymphoid function in the SCID-hu mouse. Immunol. Reviews. 124:45-62.

Torbett, B. E., Picchio, G. et al. (1991) : hu-PBL-SCID mice: a model for human immune function, AIDS, and lymphomagenesis. Immunol. Reviews. 124:139-164.

Tuaillon, N., Taylor, L. D. et al. (1993) : Human immunoglobulin heavy chain minilocus recombination in transgenic mice : gene segment utilization before and after class-switching. Proc. Natl. Acad. Sci. USA. (in press).

Waldmann, T. A. (1991) : Monoclonal antibodies in diagnosis and therapy. Science. 252:1657.

Winter, G., and Milstein, C. (1991) : Man-made antibodies. Nature. 349:293-299.

Colloques **INSERM**
ISSN 0768-3154

Other *Colloques* published as co-editions by John Libbey Eurotext and INSERM

153 Hormones and Cell Regulation (11th European Symposium). *Hormones et Régulation Cellulaire (11e Symposium Européen)*.
Edited by J. Nunez and J.E. Dumont.
ISBN : John Libbey Eurotext 0 86196 104 8
INSERM 2 85598 324 X

158 Biochemistry and Physiopathology of Platelet Membrane. *Biochimie et Physiopathologie de la Membrane Plaquettaire*.
Edited by G. Marguerie and R.F.A. Zwaal.
ISBN : John Libbey Eurotext 0 86196 114 5
INSERM 2 85598 345 2

162 The Inhibitors of Hematopoiesis. *Les Inhibiteurs de l'Hématopoïèse*.
Edited by A. Najman, M. Guignon, N.C. Gorin and J.Y. Mary.
ISBN : John Libbey Eurotext 0 86196 125 0
INSERM 2 85598 340 1

164 Liver Cells and Drugs. *Cellules Hépatiques et Médicaments*.
Edited by A. Guillouzo.
ISBN : John Libbey Eurotext 0 86196 128 5
INSERM 2 85598 341 X

165 Hormones and Cell Regulation (12th European Symposium). *Hormones et Régulation Cellulaire (12e Symposium Européen)*.
Edited by J. Nunez, J.E. Dumont and E. Carafoli.
ISBN : John Libbey Eurotext 0 86196 133 1
INSERM 2 85598 347 9

167 Sleep Disorders and Respiration. *Les Evénements Respiratoires du Sommeil*.
Edited by P. Lévi-Valensi and D. Duron.
ISBN : John Libbey Eurotext 0 86196 127 7
INSERM 2 85598 344 4

169 Neo-Adjuvant Chemotherapy. *Chimiothérapie Néo-Adjuvante*.
Edited by C. Jacquillat, M. Weil, D. Khayat.
ISBN : John Libbey Eurotext 0 86196 150 1
INSERM 2 85598 349 5

171 Structure and Functions of the Cytoskeleton. *La Structure et les Fonctions du Cytosquelette*.
Edited by B.A.F. Rousset.
ISBN : John Libbey Eurotext 0 86196 149 8
INSERM 2 85598 351 7

Colloques INSERM
ISSN 0768-3154

172 The Langerhans Cell. *La Cellule de Langerhans.*
Edited by J. Thivolet, D. Schmitt.
ISBN : John Libbey Eurotext 0 86196 181 1
INSERM 2 85598 352 5

173 Cellular and Molecular Aspects of Glucuronidation. *Aspects Cellulaires et Moléculaires de la Glucuronoconjugaison.*
Edited by G. Siest, J. Magdalou, B. Burchell
ISBN : John Libbey Eurotext 0 86196 182 X
INSERM 2 85598 353 3

174 Second Forum on Peptides. *Deuxième Forum Peptides.*
Edited by A. Aubry, M. Marraud, B. Vitoux
ISBN : John Libbey Eurotext 0 86196 151 X
INSERM 2 85598 354 1

176 Hormones and Cell Regulation (13th European Symposium). *Hormones et Régulation Cellulaire (13e Symposium Européen).*
Edited by J. Nunez, J.E. Dumont, R. Denton
ISBN : John Libbey Eurotext 0 86196 183 8
INSERM 2 85598 356 8

179 Lymphokine Receptors Interactions. *Interactions Lymphokines-récepteurs.*
Edited by D. Fradelizi, J. Bertoglio
ISBN : John Libbey Eurotext 0 86196 148 X
INSERM 2 85598 359 2

191 Anticancer Drugs (1st International Interface of Clinical and Laboratory responses to anticancer drugs). *Médicaments anticancéreux (1re Confrontation internationale des réponses cliniques et expérimentales aux médicaments anticancéreux).*
Edited by H. Tapiero, J. Robert, T.J. Lampidis
ISBN : John Libbey Eurotext 0 86196 223 0
INSERM 2 85598 393 2

193 Living in the Cold (2nd International Symposium). *La Vie au Froid (2e Symposium International).*
Edited by A. Malan, B. Canguilhem
ISBN : John Libbey Eurotext 0 86196 234 9
INSERM 2 85598 395 9

Colloques INSERM
ISSN 0768-3154

194 Progress in Hepatitis B Immunization. *La Vaccination contre l'épatite B.*
Edited by P. Coursaget, M.J. Tong
ISBN : John Libbey Eurotext 0 86196 249 4
INSERM 2 85598 396 7

196 Treatment Strategy in Hodgkin's Disease. *Stratégie dans la maladie de Hodgkin.*
Edited by P. Sommers, M. Henry-Amar,
J.H. Meezwaldt, P. Carde
ISBN : John Libbey Eurotext 0 86196 226 5
INSERM 2 85598 398 3

198 Hormones and Cell Regulation (14th European Symposium). *Hormones et Régulation Cellulaire (14e Symposium Européen).*
Edited by J. Nunez, J.E. Dumont
ISBN : John Libbey Eurotext 0 86196 229 X
INSERM 2 85598 400 9

199 Placental Communications : Biochemical, Morphological and Cellular Aspects. *Communications placentaires : aspects biochimique, morphologique et cellulaire.*
Edited by L. Cedard, E. Alsat, J.C. Challier,
G. Chaouat, A. Malassiné
ISBN : John Libbey Eurotext 0 86196 227 3
INSERM 2 85598 401 7

204 Pharmacologie Clinique : Actualités et Perspectives. (6e Rencontres Nationales de Pharmacologie clinique).
Edited by J.P. Boissel, C. Caulin, M. Teule
ISBN : John Libbey Eurotext 0 86196 225 7
INSERM 2 85598 454 8

205 Recent Trends in Clinical Pharmacology (6th National Meeting of Clinical Pharmacology).
Edited by J.P. Boissel, C. Caulin, M. Teule
ISBN : John Libbey Eurotext 0 86196 256 7
INSERM 2 85598 455 6

206 Platelet Immunology : Fundamental and Clinical Aspects. *Immunologie plaquettaire : aspects fondamentaux et cliniques.*
Edited by C. Kaplan-Gouet, N. Schlegel,
Ch. Salmon, J. McGregor
ISBN : John Libbey Eurotext 0 86196 285 0
INSERM 2 85598 439 4

Colloques INSERM
ISSN 0768-3154

207 Thyroperoxidase and Thyroid Autoimmunity.
Thyroperoxydase et auto-immunité thyroïdienne.
Edited by P. Carayon, T. Ruf
ISBN : John Libbey Eurotext 0 86196 277 X
INSERM 2 85598 440 8

208 Vasopressin. *Vasopressine.*
Edited by S. Jard, R. Jamison
ISBN : John Libbey Eurotext 0 86196 288 5
INSERM 2 85598 441 6

210 Hormones and Cell Regulation (15th European Symposium). *Hormones et Régulation Cellulaire (15ᵉ Symposium Européen).*
Edited by J.E. Dumont, J. Nunez, R.J.B. King
ISBN : John Libbey Eurotext 0 86196 279 6
INSERM 2 85598 443 2

211 Medullary Thyroid Carcinoma. *Cancer Médullaire de la Thyroïde.*
Edited by C. Calmettes, J.M. Guliana
ISBN : John Libbey Eurotext 0 86196 287 7
INSERM 2 85598 440 0

212 Cellular and Molecular Biology of the Materno-Fetal Relationship. *Biologie cellulaire et moléculaire de la relation materno-fœtale.*
Edited by G. Chaouat, J. Mowbray
ISBN : John Libbey Eurotext 0 86196 909 1
INSERM 2 85598 445 9

215 Aldosterone. Fundamental Aspects.
Aspects fondamentaux.
Edited by J.P. Bonvalet, N. Farman, M. Lombes, M.E. Rafestin-Oblin
ISBN : John Libbey Eurotext 0 86196 302 4
INSERM 2 85598 482 3

216 Cellular and Molecular Aspects of Cirrhosis.
Aspects cellulaires et moléculaires de la cirrhose.
Edited by B. Clément, A. Guillouzo
ISBN : John Libbey Eurotext 0 86196 342 3
INSERM 2 85598 483 1

217 Sleep and Cardiorespiratory Control. *Sommeil et contrôle cardio-respiratoire.*
Edited by C. Gaultier, P. Escourrou, L. Curzi-Dascalora
ISBN : John Libbey Eurotext 0 86196 307 5
INSERM 2 85598 484 X

Colloques INSERM
ISSN 0768-3154

218 Genetic Hypertension. *Hypertension génétique.*
Edited by J. Sassard
ISBN : John Libbey Eurotext 0 86196 313 X
  INSERM 2 85598 485 8

219 Human Gene Transfer. *Transfert de gènes chez l'homme.*
Edited by O. Cohen-Haguenauer, M. Boiron
ISBN : John Libbey Eurotext 0 86196 301 6
  INSERM 2 85598 497 1

221 Structures and Functions of Retinal Proteins. *Structures et fonctions des rétino-protéines.*
Edited by J.L. Rigaud
ISBN : John Libbey Eurotext 0 86196 355 5
  INSERM 2 85598 509 9

222 Cellular and Molecular Biology of the Adrenal Cortex. *Biologie cellulaire et moléculaire du cortex surrénal.*
Edited by J.M. Saez, A.C. Brownic, A. Capponi, E.M. Chambaz, F. Mantero
ISBN : John Libbey Eurotext 0 86196 362 8
  INSERM 2 85598 510 2

223 Mechanisms and Control of Emesis. *Mécanismes et contrôle du vomissement.*
Edited by A.L. Bianchi, L. Grélot, A.D. Miller, G.L. King
ISBN : John Libbey Eurotext 0 86196 363 6
  INSERM 2 85598 511 0

224 High Pressure and Biotechnology. *Haute pression et biotechnologie.*
Edited by C. Balny, R. Hayashi, K. Heremans, P. Masson
ISBN : John Libbey Eurotext 0 86196 363 6
  INSERM 2 85598 512 9

226 Calculation of health expectancies: harmonization, consensus achieved and future perspectives. *Calcul des espérances de vie en santé: harmonisation, acquis et perspectives.*
Edited by J.-M. Robine, C. D. Mathers, M. R. Bone, I. Romieu
ISBN : John Libbey Eurotext 2 7420 0009 7
  INSERM 2 88598 514 5

228 Non-Visual Human-Computer Interactions. *Communication non visuelle homme-ordinateur.*
Edited by D. Burger, J.C. Sperandio
ISBN : John Libbey Eurotext 2 74 200 014 3
  INSERM 2 85598 540 4

LOUIS-JEAN
avenue d'Embrun, 05003 GAP cedex
Tél. : 92.53.17.00
Dépôt légal : 298 — Avril 1993
Imprimé en France